新安医学特色系列教材

新安医学学术思想

（供中医学类、中西医结合类专业用）

主　编　陈雪功

副主编　王新智　黄金玲　董昌武

编　者　（以姓氏笔画为序）

王新智（安徽中医药大学）

吴元洁（安徽中医药大学）

陈雪功（安徽中医药大学）

周雪梅（安徽中医药大学）

赵　军（安徽中医药大学）

黄金玲（安徽中医药大学）

董昌武（安徽中医药大学）

中国健康传媒集团

中国医药科技出版社 · 北京

内 容 提 要

本教材是"新安医学特色系列教材"之一,主要介绍新安医家在中医基础理论和临床等方面的学术发明和创新。内容共分为3章:第一章绪论为新安医学学术思想概况;第二章为新安医学十大学术思想,分10个专题分别介绍影响较大或较为独特的医家学说;第三章为新安医家理法方药发挥,分17个专题分别介绍与基础理论、诊断、临床、方药等有关以及有独特见解的学术观点。本书旨在突出该种学术思想的核心内容及其在临床的实际运用,使学生从整体上掌握新安医学的学术思想精华,得到临床上的指导作用,提高中医理论水平和临床技能。

本教材可供中医学类、中西医结合类专业师生教学使用。

图书在版编目(CIP)数据

新安医学学术思想 / 陈雪功主编 . -- 北京 : 中国医药科技出版社 , 2025. 7. -- ISBN 978-7-5214-5429-1

Ⅰ. R2

中国国家版本馆 CIP 数据核字第 2025UQ7915 号

美术编辑 陈君杞
版式设计 友全图文

出版 **中国健康传媒集团** | 中国医药科技出版社
地址 北京市海淀区文慧园北路甲 22 号
邮编 100082
电话 发行 : 010-62227427 邮购 : 010-62236938
网址 www.cmstp.com
规格 787 × 1092mm $\frac{1}{16}$
印张 4 $\frac{1}{2}$
字数 108 千字
版次 2025 年 8 月第 1 版
印次 2025 年 8 月第 1 次印刷
印刷 北京京华铭诚工贸有限公司
经销 全国各地新华书店
书号 ISBN 978-7-5214-5429-1
定价 **39.00 元**

获取新书信息、投稿、为图书纠错,请扫码联系我们。

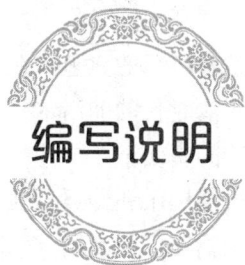

新安医学是中国传统医学中文化底蕴深厚、流派色彩明显、学术成就突出、历史影响深远的重要研究领域，是徽学的重要组成部分。作为"程朱阙里""理学故乡""儒教圣地"的徽州是一片盛产"文明"的土地，新安医学正是这一文化土壤的不朽产物，在中国医学史上写下了灿烂的篇章，对中医学的发展作出了巨大贡献。

新安医学以历史悠久、医家众多、医著宏富而著称于世。据考证，自宋迄清，见于资料记载的新安医家达800余人，其中在医学史有影响的医家达600多人，明清两代更是新安医学鼎盛时期，故有中医人才"硅谷"之称。

医著方面，据《新安医籍考》所载新安医家共编撰中医药学术著作800余部。如南宋张杲《医说》，是我国现存最早的医史传记类著作；明代吴崑《医方考》是我国第一部注释方剂的专著；江瓘《名医类案》是我国第一部研究和总结历代医案的专著；方有执《伤寒论条辨》开错简流派之先河；清代郑梅涧《重楼玉钥》是我国第一部喉科专著。在近代中医所推崇的"全国十大医学全书"之中，出自新安医家的就有明代徐春甫《古今医统大全》、清代吴谦《医宗金鉴》和程杏轩《医述》3部。此外，明代孙一奎《赤水玄珠》，陈嘉谟《本草蒙筌》，清代汪昂《汤头歌诀》《本草备要》，程国彭《医学心悟》，吴澄《不居集》以及迁徙苏州的叶天士《临证指南医案》，都是临证习医者的必备参考书，被中医高等院校编入教材。

新安医家在医学理论、临床医学和药物学等方面皆多有建树，一些学说已成为当代中医理论的重要组成部分。如明代汪机融李东垣、朱丹溪之学而发明"营卫一气"说，提出了"调补气血，固本培元"的思想，开新安温补培元之先河，并最先提出"新感温病""阴暑"说，在外科上主张"以消为贵，以托为畏"。孙一奎临证体验到生命"活力"的重要性，用"太极"对命门学说进行阐发，创"动气命门"说，揭开了命门学说指导临床的新篇章。方有执大胆将《伤寒论》整移编次，创"错简重订"说，开《伤寒论》错简派之先河，揭开伤寒学派内部争鸣的序幕。吴澄专门研究虚损病证，创"外损致虚"说，与叶天士"养胃阴说"相得益彰；余国珮创万病之源、"燥湿为本"说，皆当时"医家病家从来未见未闻"之学术见解。郑梅涧创论治白喉"养阴清肺"说；程国彭《医学心悟》总结"八字辨证"说，创立"医门八法"说；汪昂《本草备要》《汤头歌诀》创"暑必夹湿"说，是对王纶治暑之法"宜清心利小便"的重要发挥，为叶天士以后的暑病治疗建立了基本原则。

新安医学临床各科更是名医辈出。数十家世代相传的"家族链"享誉各方，成为中医学术继承的典范。在数百种现存的临床专著中所提出的精辟见解、理论和方法，均代表了明清时代的前沿水平。新安医家的临床经验集中反映在数十部医案专著中，数百种疾病诊治的真实记录成为不可多得的珍贵财富。新安医家的学术思想通过丰富、生动的医论医话得以展示和传播。新安医家创造性地提出方剂分类理论，创制众多历验不爽的新方至今仍在临床广为应用，而对中药精辟阐发的本草著作传播极为广泛。

新安医学众多医家各抒己见，兼收并蓄，形成了众多的学派，主要有明代汪机开创的"温补培元"派，方有执为代表的《伤寒论》的"错简重订"派，清代郑梅涧为代表的"养阴清润"派，叶天士为代表的"时方轻灵"派，汪昂为代表从事医学科学普及的"医学启蒙"派，以及经典注释家中的"改革创新派"等。一些学术派别已成为当代中医各家学说的重要一支，是中医学宝库中不可分割的重要组成部分。

为了更好地传承创新发展新安医学，我们组织编写"新安医学特色系列教材"，力求做到短小精练，易教易学。"新安医学特色系列教材"涉及新安医家学术、医案、医话、医论、方药、针灸以及内、外、妇、儿、五官各科，是在原始文献基础上的一次关于新安医学学术特色和临床成就的集中总结和提炼。《新安医学导论》《徽文化概论》从总体上对新安医学及其文化基础进行介绍。《新安医学学术思想》对新安医家群体的学术思想进行提炼，理论联系实际，阐发学术特点，突出临床应用。《新安医学医案精选》纲目明细，突出新安医家的独特治验和用药风格，使新安医家临床经验更易于师法。《新安医学医论医话精选》对一些医论医话进行精选，介绍一批优秀的新安医家原创经典之论。《新安医学方药精选》介绍新安医家在方剂和药物学方面显著成就，突出介绍原创方剂。《新安医学内科精选》详细介绍了新安医家对内科疾病的病因、病机、诊断、治疗等方面的经验。《新安医学外科精选》集中展现了新安医家在外科和骨伤科领域的临床成就。《新安医学妇科精选》系统整理了新安医家的妇科临证经验。《新安医学儿科精选》对新安医家儿科成就进行了精辟的介绍；《新安医学五官科精选》介绍了新安医学五官科临床创新的独到特色。新安针灸医家的学术特点和成就在《新安医家针灸学说》中得到系统的介绍。而《新安医学概论》（上、下）则是适合于普通班教学的浓缩本。"新安医学特色系列教材"的编写，对培养真正的具有新安医学特色的高素质中医人才，将具有重大意义。

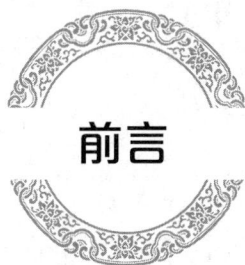

前言

　　《新安医学学术思想》是新安医学特色系列教材之一，是"教育部特色专业"——中医学专业"新安医学特色教育"和"新安医学教学改革试点班"的自编教材，是"特色专业"教学内容、教学方法改革的重要组成部分。

　　本教材包括3章：第一章绪论为新安医学学术思想概况；第二章为新安医学十大学术思想，分10个专题分别介绍影响较大或较为独特的医家学说；第三章为新安医家理法方药发挥，分17个专题分别介绍与基础理论、诊断、临床、方药等有关以及有独特见解的学术观点。

　　本教材中的每个专题，都分为学术发明的基本内容和临床应用两个层次，并分别进行讨论。这种层次安排，旨在突出该种学术思想的核心内容及其在临床的实际运用。

　　本书所讨论的新安医学学术思想都以原著为依据，并尽可能系统地摘录其精华内容，但非采取简单的抄录，而是进行多角度的发掘和凝练，部分内容在随文的括号中设"注"，以体现其精华价值所在。学术思想有的以原文简短语句作为标题，亦有以编者根据医家原意重新凝练的简短语句作为标题。所涉及的新安医家古今文献，都尽可能著录清楚。

　　新安医学跨越宋、元、明、清四个朝代，数百位医家留下的数百本传世古代医籍，几乎涉及中医学的所有领域，并在各个领域中都有诸多的独到见解。这些思想有的已经为中医界所熟知，有的则具有极大的发掘价值和应用价值。本书仅从总体层面进行讨论，临床各科的学术特色都将在新安医学特色系列教材的其他分册中进行介绍。

　　在编写的过程中，由于编者水平所限，疏漏和欠妥之处在所难免，希望广大读者提出宝贵意见，以便后续修订完善。

编　者
2025 年 4 月

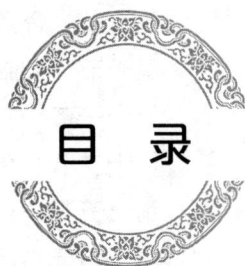

目 录

第一章 绪 论

新安医学学术思想，是从总体上对新安医家群体的学术思想进行总结，阐明其学术源流，辨析其学术特点，突出其历史贡献，评价其科学价值的综合性学科。了解新安医学学术思想，对继承新安医家学术经验和指导现代临床，有着重要的现实意义。

第一节 新安医学及其学术思想的理论与实践基础

新安医学是以始于宋元、盛于明清，在新安地区和新安籍寓外医家从事医学活动为对象的中医药研究领域，是"徽学"的重要组成部分。也是医家众多、医著鸿富、影响深远的特定历史时期的地区医学和学术流派，它有着特定的时间、地域、人物和事件的内在联系。"新安"是历史的地区郡名，但后世仍多以新安为歙州、徽州所辖地之别称，诞生或籍贯于此地的医家多以"新安人"自称，新安医家也由此而得名。

1.勇于实践、勤于思考，是新安医家学术发明的根本源泉

新安医家大多是临床第一线的医家，据不完全统计，明清时期任太医者共有29人，他们医术高明、学问高深，如吴谦、徐春甫等还编撰了大量医著流传后世。悬壶外地颇负盛名者70余人，他们遍游四方，阅历广博，见解深邃，常发人所未发。如孙一奎淹迹三吴数十年，学术见解十分可贵。而更多的则是行医故里，医名大振，建树非凡者。如汪机世居祁门县城石山坞，行医40年，活人数万计。因此，新安医学学术思想既有广博的理论基础，又有坚实的实践基础，皆各位医家亲身体验、领悟洞明而发。他们精研古代医家理论，结合自身体验，创造性地提出一些新的学术思想，并对中医理论产生重要的影响。

2.孔孟儒学、仁爱之心，是新安医家学术发明的内在动因

"仁"是孔孟儒学伦理之核心。经世致用，务求实效，济世利天下为儒学的最高理想。除疾患、利世人、行孝悌与儒家的道德观是一致的。新安医家多是由儒而医，医儒兼通，并认为"大医必本于大儒""医而儒，明医也"。徐春甫《古今医统大全·医翼通考》有"医者，仁也""医儒一事""医儒同道"之论。吴楚《吴氏医验录·初集》汪序更指出"医出于儒，见理不惑"。罗浩《医经余论·论师道》强调医儒相通，指出"非通儒不能成其业，非参悟不能穷其微"。儒家"仁"的思想被新安医家奉为圭臬，行医者医德高尚，治病者甘于奉献，新安医家有着高尚的人文理性追求。如汪机所说："医乃仁术也，笔之于书，欲天下同归于仁也。"

3.宋明理学、格物致知，是新安医家学术发明的认识论

"太极"学说自宋以后大行。宋代理学的开山鼻祖周敦颐创《太极图》与《太极图说》。宋代大儒朱熹也认为："太极只在阴阳之中，非能离阴阳也。然至论太极，则太极自是太极，阴阳自是阴阳。"（《朱子语类·卷八》）孙一奎吸收了太极非阴非阳这种思想精髓，创立"动气命门说"。"格物致知"是程朱理学的认识论。"格物"就是穷理，"致知"就是践履。如新安医家徐春甫于明隆庆二年，在京城组织成立"一体堂宅仁医会"，将诚意、力学、明理、讲习、格致等作为"医会条款"的重要内容，指出"《大学》首曰'致知在格物，物格而后知至'，天下之事事物物，苟非博学审知以格之，亦难矣。何独于医而不格致乎？"治学精益求精、温故知新和善于思辨的认识论是密切相关的。

4.学风严谨、重视实证，对学术思想的形成有着重要的影响

"朴学"又称考据学，重视实证、力戒空谈、核其始末、究其异同、言必有征、据必可信，并反对蹈袭旧说，力求据实创新。明清以降，新安地区朴学盛行，搜书、校书、刻书、藏书蔚然成风，不少医家在对古典医籍的研究过程中，多用比较、分析、归纳等逻辑方法，考证辨析古代医籍，并提出了新的学术思想。方有执、程应旄、郑重光等推求仲景原意，调整篇目，重次条文，并创造性地提出了《伤寒论》错简重订学术思想。

第二节　新安医学温补培元学术思想的传播与影响

新安医学学术群体跨越宋、元、明、清四个朝代，涉及中医、中药、针灸等多个领域，遍及内、外、妇、儿、五官等多个学科，兼之新安六县数十计的家族链传承体系，学术思想各有精辟独到之处。但跨越时代、超越师承、影响医家较多的，当推以汪机为开山鼻祖的"温补培元"学术思想。

1.与汪机有师承渊源的医家传承

温补培元的核心是强调治病防病要注重元气的培补，调动自身正气的愈病能力。祁门汪机是温补培元学术思想的先驱者，与汪机有师承关系者皆推崇培补元气的思想。《石山医案》提出，参、芪不仅补阳，亦能补阴。此理论补充和扩大了培补元气在疾病治疗过程中的重要意义，奠定了新安医学培补元气的学术思想的理论基础。祁门汪宦为汪机晚年的弟子，著《证治要略》等书，认为有火则元气虽损而犹有根基，无火则元气颓败而根基无存，补阴以益血，温阳以养气，使其气血调和，无所偏倚，则邪不为害。休宁汪副护，少攻儒学，后师汪机，临证亦善以培补元气为宗，并自号"培元子"。休宁孙一奎为汪机的再传弟子，著《医旨绪余》等书，倡导命门动气（元气）说，从而使培元理论从脾到肾，上升到命门的更高层次，故别号"生生子"。祁门徐春甫亦为汪机再传弟子，著《古今医统大全》等，推崇治病必须保重脾胃元气，强调"治病不查脾胃之虚实，不足以为太医"。对温补培元的学术思想及其临床运用，确有更为深刻的体验和认识。

2.受汪机学术影响的医家及其运用

温补培元学术思想对其他新安医家也有广泛影响。如歙县西乡吴洋，重视元气，运用温补培元之法尤有经验，《论医汇粹》等有其诊治心得，指出凡服参、芪，初觉胀闷，服之既久，则气健流通，此须久方知之，堪称经验之谈。歙县吴崑在所著《针方六集》中单列"针药保元"一节，强调"用药以元气为重，不可损伤，故峻厉之品不轻用，恐伤元气也；用针亦以元神为重，不可轻坏，五脏之俞不可轻刺，恐伤元神也"。吴楚著《吴氏医验录》，所载病案皆是疑难误治之案，"用温补而愈者，十之五六"，并直言"温补药如阳明君子""甘温之品如行春夏之令，生长万物者也。常服甘温之味，则气血充盈"，实为新安温补培元思想的主要医家。

3.新安籍寓外医家对温补培元的发挥

罗周彦侨居江苏泰州，著《医宗粹言》，开宗明义首倡"元气论"。指出"元气论乃根本要语"，并立"元气空虚致生百病论"。强调"胃气弱则百病生，脾阴足则万邪息，调和脾胃为医中之王道"。罗周彦对培元思想的理论进行再创造，强化了先天、后天元气的认识，成为明代元气学说盛行以及温补大家张景岳等阐发元阴、元阳理论的先声。程茂先诊治疾病多立足于阳、气、脾、肾，善用参、芪、归、术、苓等，甚则与干姜、附子合方。《程茂先医案》中有近70%的病案是以温补培元治法而取效。歙县郑重光，行医于江苏仪征、扬州，著《素圃医案》，强调"人身阳不尽不死，阴不盛不病"，临证治病，贵阳贱阴。治验以阴证居多，大多皆取效于参、芪、桂、附。

第三节 新安医学十大学术思想的类型和特点

新安医家在探研中医学术的过程中，提出了一系列有科学价值和重要影响的学术见解，可以被简单地概括为"十大学术思想"。其中既有原创性的学术发明，也有博采众长、融会贯通、凝练提高、继承性的学术发挥。

1.勤于思考，原创性的学术发明

汪机的"营卫一气说"、孙一奎的"动气命门说"、吴澄的"外损致虚说"、程国彭的"医门八法说"、郑梅涧父子的"养阴清肺说"、余国佩的"燥湿为纲说"等，皆为新安医家原创性的学术思想。

汪机《石山医案》发明"营卫一气"，认为营为水谷精气，就是阴气，补营就是补阴，但营卫一气，相互依存，气血阴阳之虚不离营气。善用参、芪补营，是"营卫一气"理论在临床的具体应用。孙一奎发明"动气命门"，这一理论涉及到生命演化模式和维系生命的物质、能量。注重补养正气，重视温补肾阳则是"动气命门说"在临床上的具体应用。吴澄《不居集》发明"外损致虚"，认为外邪侵袭，耗伤正气，可以造成虚损疾病。扩大了虚损病因学和治疗学的研究范围，对现代虚损性疾病的论治，仍有极大的指导意义。程国彭《医学心悟·医门八法》论述精辟、全面系统，并言"此予数十年来，心领神会，历试而不谬者，尽见于八篇中矣。"这是对中医治法学的重大贡献。乾隆年间，白喉广泛流行，医家束手无策。郑梅涧、郑枢扶父子大胆探索，提出阴虚燥热是白喉的病因、病机，养阴清肺是治疗白喉的基本法则，填补了中医学对白喉疾病认识的空白。余国佩《医理》提出"燥湿为纲"这一"医家病家，从来未见未闻"之说。认为自然万物皆受燥湿影响。以津液盈亏为着眼点，发明燥湿诊断方法和开阖润燥的药性理论，成为医学史上发明"燥湿为纲"第一人。

2.善于继承，创新性的学术发挥

汪机的"新感温病说"、方有执的"错简重订说"、程国彭的"八字辨证说"、汪昂的"暑必兼湿说"等，又是新安医家博采众长、融会贯通，并形成理论化的学术观点。

汪机受郭雍等前辈医家的影响，在《黄帝内经》（以下简称《内经》）"非时之气"发病理论的指导下，其《伤寒选录》明确提出"新感温病"一说，为明清以来温病理论的形成奠定了理论基础。方有执受王安道等先哲的影响，认为《伤寒论》传本年代久远，原文"颠倒错乱殊甚",力主重新考订,形成《伤寒论条辨》新体例,促进了伤寒学术的发展。程国彭《医学心悟》在张景岳等前辈医家认识的基础上,完整地提出"寒热虚实表里阴阳辨",提纲挈领,明白流畅,极易临床应用,堪称前无古人。汪昂在喻嘉言"无湿则但为干热而已,非暑也"等宋明医家暑病证治经验的基础上,在《医方集解》和《本草备要》中明确提出"暑必兼湿",成为后世暑温病病因、病机、治法中的重要理论。

第四节　新安医家的理法方药发挥特点

新安医家善于思考,或科学地观察思辨,或继承结合创新,或善于临床总结,或敢于冲破旧说,在理、法、方、药等总体层面,也有诸多有益的独到发挥。

1.观察结合思辨,继承又有创新

明代罗周彦是一位发挥元气学说最为系统的新安医家,《医宗粹言》提出"元气空虚致生百病"的思想,后世张景岳有关先天、后天、元阴、元阳等元气的认识均与罗周彦如出一辙。运气学说自北宋开始流行,多位新安医家均有缜密的研究和思考,强调"运气应常不应变",决不能按图索骥,这种思想至今仍有指导价值。程松崖《松崖医径》以脏腑相关为依据,提出"心肺亦当同归一治",为现代"心肺同病""心肺同治"的研究提供了新的思路。《灵枢》提出的"相气不微,不知是非",汪宏著《望诊遵经》,创新"相气"之法,"望诊首重十法"的学术思想至今仍为临床医家所遵循。由于在脉学理论和临床应用上存在着认识分歧,脉诊价值有被部分医家淡化的趋势,新安医家提出"脉为医之关键""脉学不精是为庸医",对中医诊断学的发展,具有重要的指导价值。新安医家罗浩《医经余论》对瘟疫病的辨证论治进行阐发,指出"初起之时,认证既真,下手宜辣,须以重兵入其巢穴,使不能猖獗",可以被认为是现代医家治疗温病"扭转截断"疗法的先声。吴澄《不居集》强调脾虚当分阴阳,"虚损健脾勿忘脾阴",为现代临床论治虚损开辟了新的途径。徐春甫《古今医统大全·脾胃门》提出"治病不查脾胃之虚实,不足以为太医",罗周彦《医宗粹言》则认为"胃气弱则百病生,脾阴足则万邪息,调和脾胃为医中之王道",重视脾胃堪称是新安医家的一大学术特色。程国彭《医学心悟》指出"药不贵险峻,惟期中病而已",程仑《程原仲医案》强调处方"贵简""方宜轻灵简约"的思想至今仍有其现实意义。汪绂《医林纂要探源》认为"无药不补,无药不泻""用药补必兼泻"。江之兰也强调"补虚之中不可无泻实之药"。余楘《方解别录》更指出"攻补兼投,正是无上之神妙处"。这种思想对当今仍有重要的现实意义。

2.总结推广经验,勇于阐发新知

汪机推广"培元重参芪",但强调必须正确使用监制之药,以最大限度发挥参、芪的临床效用。后世医家在培元之上兼加温补,对虚寒重证屡建奇功,并重视脉诊运用在温补中的决定作用,可谓是新安医家"温补重脉诊"的一大特色。徐春甫《古今医统大全》推崇"郁为七情之病",认为"久病当兼解郁",突出了心理因素在慢性病中的重要价值。程松崖《松崖医径》提出"杂病准伤寒治法"的论断,对后世医家应用《伤寒论》辨证论治方法治疗杂病,有着巨大的启示作用。孙一奎《赤水玄珠》中提出"肿满多因火衰"的认识,对难治性的肿胀、胀满病症,提供了新的诊疗思路。在《医旨绪余》中专论肾消多因下元虚冷，体现了"肾消常宜温补肾气"的学术思想，对当代临床仍有重要的指导意义。"脉证真假从舍"之说由来已久，但如何从舍，从来医家都是模棱两可。罗浩《医经余论》认为"脉症无不应之理"，直言脉无真假，将脉象"几微之间"的差异诊察清楚，就无假脉之说。

新安医学源远流长，理论、临床名家辈出，学术思想精彩纷呈，学习他们的学术思想对现代临床仍有极大的指导意义。

思考题

1. 新安医学和新安医家的基本含义分别是什么？
2. 为什么说新安医学的发展和传承与新安地区的传统文化密切相关？
3. 温补培元学术思想在新安医学中有何重要地位？
4. 新安医学学术思想中哪些属于原创性的发明？哪些属于继承性的创新？

（陈雪功）

第二章　新安医学十大学术思想

新安医家勇于实践、勤于思考、医儒相通、崇尚仁术，吸收宋明理学，力求据实创新，在中医基础理论等各个领域内均有所发明。而"营卫一气说""动气命门说""错简重订说""新感温病说""外损致虚说""暑必兼湿说""燥湿为纲说""医门八法说""八字辨证说""养阴清肺说"堪称新安医学十大学术思想。这些学术思想至今仍有重要的指导意义。学习新安医学十大学术思想的重点在于掌握各种学术思想的基本内涵和对临床的指导意义，做到学以致用。

第一节　汪机·营卫一气说

元末及明代前期，江南吴浙医界丹溪滋阴降火学说盛行，部分医家对丹溪所谓"阳有余、阴不足""气常有余，血常不足""气有余便是火"等学术思想理解不深，甚至盲从，以致一遇虚热之证，动辄滋阴降火、滥用苦寒，造成诸多流弊。汪机私淑丹溪之学，继承、发挥丹溪学术思想，发明"营卫一气说"，扩大并改变了丹溪"阴不足"的内涵。以"营卫一气"为基础，阐发了"补营"具有补阴和补气等多元价值，以营气为共同环节，使丹溪的"养阴"与东垣的"补气"在理论上和治疗上达到了统一，为正确使用参、芪等补气药物，奠定了理论基础。后世医家如张景岳、喻昌等对营卫一气的发挥，以及现代医家对非特异性免疫物质、津液在脉管内外的出入，人参、黄芪"药对"多效性的认识等，均增加了"营卫一气说"的科学内涵。汪机的"营卫一气说"堪称是新安医学固本培元医学流派的核心学术思想。

一、"营卫一气说"的基本内容

汪机的"营卫一气说"集中地反映在《石山医案·营卫论》的"辨《明医杂著》忌用参芪论"、门人程廷彝所撰"病用参芪论"及相关医案中，基本思想可归纳为5个逻辑层次。

1.人生多有劳倦伤阴、七情伤气，故阴常不足

病理状态下，阴气易伤是汪机所发明。如《石山医案·营卫论》曰："以人生天地间，营营于物，役役于事，未免久行伤筋，久立伤骨，久坐伤肾，久视伤神，久思伤意，凡此数伤，皆伤阴也。以难成易亏之阴，而日犯此数伤，欲其不夭枉也，难矣。……况人于日用之间，不免劳则气耗，悲则气消，恐则气下，怒则气上，思则气结，喜则气缓。凡此数伤，皆伤气也，以有涯之气，而日犯此数伤，欲其不虚难矣。……此丹溪所以拳拳补阴也。"汪机在这里，补充了劳倦过度、七情所伤耗伤阴气的认识，扩大了阴不足的内涵与范围，使补养阴气变得更为重要而广泛。

2.营为阴气，补营就是补阴

汪机指出，营气是水谷之精气，循行于脉内，属于阴气，补营气就是补阴气。如《石

山医案·营卫论》曰："营气者，水谷之精气，入于脉内，与息数呼吸应，此即所谓阴气也，不能无待于补也。"调补营气，则阴气充足，机体才能恢复正常状态。又曰："人参、黄芪，补气亦补营之气。补营之气，即补营也，补营即补阴也"。

3.营卫相互依存，一虚俱虚

汪机认为，卫为水谷之悍气，慓疾滑利，"阳有余"就是指卫气的这种性质。但阴阳是相互依存的，卫气一虚，营气亦不能内守，营气一虚，卫气即无所依存，而且营气亏虚在临床上更为常见。正如《石山医案·营卫论》所言："经云，卫气者，水谷之悍气也，慓疾不受诸邪，此则阳有余，无益于补也。"但是在病理情况下，一旦卫阳虚脱，生命就会发生危险。其取象比类为"朱子曰：天之阳气，健行不息，故阁得地在中间，一息或停，地即陷矣，与丹溪所谓阳虚则暴厥，同一意也，此固然也。"同样，营气一虚，则卫阳亦将散失，其曰："使阴气若虚，则阳亦无所依而飞越矣。故曰天依形，地附气。"丹溪曰："阴先虚而阳暴绝，是知阳亦赖阴，而有所依附也。此丹溪所以拳拳于补阴也。"

4.营中有卫，营兼血气之性，气血阴阳之虚不离营气

汪机从太极生阴阳，阴阳同一气，阴中有阳，阳中有阴的自然规律出发，认为营气、卫气都是水谷之精气，分而言之，卫气为阳，营气为阴，合而言之，阴阳均由一气所生，阴阳同归一气，血之与气异名同类，营中亦有卫，营中亦有阴阳。因此，阴阳营卫血气都离不开营气，补阴、补阳、补气、补血都与营气相关。如《石山医案·营卫论》说："分而言之，卫气为阳，营气为阴，合而言之，阴营而不禀卫之阳，莫能营昼夜，利关节矣。古人于营字下加一气字，可见卫固阳也，营亦阳也，故曰血之与气异名而同类。"又说，"故以气质言，卫气为阳，形质为阴，以内外言，卫气护卫于外为阳，营气营养与内为阴，细而分之，营中亦有阴阳焉，所谓一阴一阳，互为其根者是也。若执以营为卫配，而以营为纯阴，则孤阴不长，安得营养于脏腑耶？"汪机强调营中有卫，营中包括阴阳血气的因素。

5.阳生则阴长，参、芪善补营气，阴阳气血之虚皆可应用

汪机发明"营卫一气说"的初衷，就是为部分医家对调补气血和参、芪应用的错误认识而发。其数十年临床经验，对人参、黄芪的性味、功效及临床应用极为纯熟，在中医历史上堪与东垣相比肩。所提出的精辟看法及其验案，足珍后学效仿。

如《石山医案·营卫论》说："经曰：阴不足者，补之以味，参、芪味甘，甘能生血，非补阴而何？又曰：阳不足者，温之以气，参、芪气温，又能补阳。故仲景曰：气虚血弱，以人参补之。可见参、芪不惟补阳，而亦补阴。东垣曰：血脱益气。仲景曰：阳生阴长，义本如此。世谓参、芪补阳不补阴，特未之考耳。""补阳者，补营之阳；补阴者，补营之阴……"可见阴阳气血之补，都可以合理应用人参、黄芪。

二、"营卫一气说"的临床应用

1.运用参、芪补营的三条经验

汪机认为病理情况下，营气虚多是由脾胃亏虚所导致，人参、黄芪可以兼治之。如《石山医案·辨<明医杂著>忌用参芪论》指出"人参不惟补气，亦能补血，况药之为用又无定体，以补血佐之则补血，以补气佐之则补气。是以黄芪虽专补气，以当归引之，亦

从而补血矣。"在大量的临床经验中，积累了以下三条经验。

（1）必须把握好应用参、芪的临床指征

汪机的门人程廷彝在《石山医案·病用参芪论》中根据汪机的医案经验，将应用参、芪的参考标准进行总结，指出："诸病兼有呕吐泄泻、痞满少食、倦怠嗜卧、口淡无味、自汗体重、精神不足、懒于言语、恶风恶寒等证，皆脾胃有伤之所生也，须以参、芪为主。"结合《石山医案》中有关案例，如咳嗽、咯血、阴虚腹痛、吐泻身黄、身热谵语等，凡兼见前述症状，或不思饮食，食则胀、不食则饥，又见脉缓弱无力、浮濡无力、浮而欲绝、按之欲绝、浮虚而数、脉数无力、细弱而缓等诸般不足之脉者，都是重用人参、黄芪的主要依据。

（2）注意参、芪用量与治兼证药物的比例

汪机经验：当以脾虚营气不足为主证时，"须以参、芪为主，其他诸证，可随证加入佐使，以兼治之，但佐使分量不可过多于主药耳。"如佐使分量过重，则会喧宾夺主而影响疗效。正如《石山医案·病用参芪论》所说："或者病宜参、芪，有用之而反害者，非参、芪之过，乃用之过也。如病宜一两，只用一钱，而佐使分量又过于参、芪，则参、芪夺于群众之势，弗得专其功矣。"

（3）权衡阴虚阳虚，适当配合监制药物

汪机经验：应用参、芪时，适当配伍监制药物，注意中病即止，则可避免参、芪"积温成热"或"壅气滞闷"等副作用，而更有利于发挥药效。如《石山医案·病用参芪论》说："又谓参、芪性温，只恐积温成热；又谓参、芪补气，尤恐气旺血衰。殊不知有是病用是药，有病则病气当之，何至于积温成热，气旺血伤乎？且参、芪性虽温，而用芩、连以监之，则温亦从而减轻矣。功虽补气，而以枳、朴以制之，则补性亦从而降杀矣。虑其滞闷也，佐以辛散；虑其助气也，佐以消导，则参、芪亦莫能纵恣而逞其恶也。"同时中病即止，也可减少副作用，如《石山医案·辨<明医杂著>忌用参芪论》说："人参性味不过甘温，非辛热比也，稍以寒凉佐之，必不至助火如此之甚，虽曰积温成热，若中病即已，亦无是矣。"

2.汪机应用验案举例

（1）劳嗽吐血案

一人形瘦色悴，年三十余，因劳咳嗽吐血，或自汗痞满，每至早晨嗽甚，吐痰如腐渣乳汁者一二碗，仍复吐尽所食稍定。医用参苏饮及枳缩二陈汤，弥年弗效，众皆危之。邀余诊治，脉皆濡弱近驶，曰：此脾虚也，宜用参、芪。或曰：久嗽肺有伏火。《杂著》云：咳血呕血，肺有火邪，二者忌用参、芪，今病犯之，而用禁药，何耶？予曰：此有肺嗽言也，五脏皆有嗽，今此在脾。丹溪曰：脾具坤静之德，而有乾健之运，脾虚不运则气壅逆，肺为之动而嗽也。故脾所裹之血，胃所藏之食，亦随气逆而呕吐焉。兹用甘温以补之，则脾复其乾健之运，殆必壅者通，逆者顺，肺宁而嗽止，胃安而呕除，血和而循经，又何病之不去哉？遂以参、芪为君，白术、茯苓、麦门冬为臣，陈皮、神曲、归身为佐，甘草、黄芩、干姜为使，煎服，旬余遂安。（《石山医案·卷之中·吐血》）

评议：咳嗽吐血，一般认为是肺热咳嗽，肺火灼伤肺络所致。但患者表现一派脾虚之象。自汗是气虚不摄所致，痞满乃脾胃升降无力所致。早晨咳嗽较甚，且痰液稀白量多，则是脾虚生痰、肺气上逆之象，正所谓"脾为生痰之源，肺为贮痰之器"。伴随呕吐乃嗽甚而胃气上逆。脾虚不能统血，溢于气道，故咳嗽吐血。脉象濡弱稍驶正是气虚之征。汪机诊为脾虚生痰、脾不统血、肺胃气逆。以参、芪为君，又合白术、茯苓、干姜、甘草等健脾益气、统血和胃，佐当归益气和血，佐陈皮、神曲，一以和胃，一以防参、芪之壅气滞闷之弊，臣麦冬、佐黄芩，既可清肺中久郁之热，又有监制参、芪、干姜积温成热之功。本案用药君臣佐使丝丝入扣，体现了汪机应用参、芪的一般法则。

（2）胸膈痞闷案

一人年逾三十，形瘦苍白，病食则胸膈痞闷，汗多，手肘汗尤多，四肢倦怠或麻，晚食若迟，来早必泻，初取其脉，浮软近驶，两关脉乃略大。予曰：此脾虚不足也。彼曰：已服参术膏，胸膈亦觉痞闷，恐病不宜于参、芪耶？予曰：膏则稠黏，难以行散故也，改用汤剂，痞或愈乎？今用参、芪各二钱，白术钱半，归身八分，枳实、厚朴、甘草各五分，麦门冬一钱，煎服一贴，上觉胸痞，下觉矢气，彼疑参、芪使然。予曰：非也，若参、芪使然，只当胸痞，不当矢气，恐由脾胃过虚，莫当枳、朴之耗耶！宜除枳、朴，加陈皮六分，再服一贴，顿觉胸痞宽，矢气除，精神爽恺，脉皆软缓，不大亦不驶矣。可见脾胃虚者，枳、朴须散用为佐使，况有参、芪、归、术为之君，尚不能制，然则医之用药，可不慎哉！（《石山医案·卷之中·汇粹》）

评议：此证确属脾虚不能运化，升降无力所致胸膈痞闷，自当用参、芪、术等健脾益气药物。但前医已经使用参芪膏而痞闷并未消除。一般医生可能怀疑参、芪有壅气滞闷之弊，药不对证，而改用宽胸理气之剂。但汪机辨证准确，认定非参、芪药物之错，而是错在剂型与监制药物方面。认为是膏剂稠黏，不利行散之故，遂改为汤剂，加枳、朴行气之品。但服后不仅上有胸痞，又增下觉矢气。此时，汪机并不怀疑参、芪之壅气，而是责之于脾虚之人，因佐使枳、朴药力过大，破气、泄气过度所致，改用陈皮，健脾和胃，痞满乃除。可见汪机不仅对参、芪的药效胸有成竹，而且对佐使药的应用又极有经验，故可在阴阳气血营卫诸虚证中，放胆应用参、芪，充分发挥其药理作用。

思考题

1.汪机创立营卫一气说的目的是什么？为什么汪机认为补营就是补阴？

2.为什么说汪机改变并扩大了朱丹溪"阳常有余，阴常不足"的原本内涵？

3.汪机创立营卫一气说的基本思想有哪几个逻辑层次？

4.汪机运用人参、黄芪补营的用药经验有哪些值得借鉴？

（陈雪功）

第二节 孙一奎·动气命门说

"命门"一词最早曾三次出现于《内经》，其位置均是指眼睛（睛明穴）。《黄帝八十一难经》（以下简称《难经》）一改《内经》之说，将右肾称为命门，使命门成为特指的某一脏器。但《难经》又有"生气之原者，谓十二经之根本也，谓肾间动气也"，亦与命门相似。故晋·皇甫谧《针灸甲乙经》指出，在两侧肾俞穴的中间，有"命门"一穴。但由于命门涉及男女的生殖功能，故朱肱《南阳活人书》又指出："男子以右肾为命门，女子以左肾为命门。"因此，命门的具体部位自《难经》之后，就已经出现混乱。明代之前，命门的理论停滞不前，有关命门的脏腑属性、具体部位、阴阳水火属性等也出现了严重的混乱，更谈不上指导临床应用。孙一奎融儒、释、道等多学科之说，引进"太极"理论，发明了"动气命门说"这一中医的重大理论，成为明代太极-命门理论研究之发端，并从人体发生学角度，揭开了"太极（命门）-阴阳-五行（脏腑）"的生命演化模式，堪称新安医学温补培元学术思想之功臣。

一、"动气命门说"的基本内容

孙一奎对命门理论的发明集中表现在其医论著作《医旨绪余》中，其基本思想分为以下4个逻辑层次。

1. 人是万物中之一物，亦具太极之理

孙一奎首先指出，天地万物，本为一体。所谓一体者，就是都具有太极之理。人居天地之中，其生命的发生、变化和万物一样，亦具太极之理。如《医旨绪余·太极图说》说："……太极本然之妙也。及其动静既分，阴阳既形……阴阳变合而生五行……五行一太极也。……男女一太极也。以见太极之妙，流行于天地之间者，无物不在，而无物不然也。"又曰，"夫五行异质，四时异气，皆不外乎阴阳。阴阳异位，动静异时，皆不离乎太极。人在大气中，亦万物中一物耳，故亦具此太极之理也。"

2. 生命之初，生生不息之"动气"，即是先天之太极

孙一奎接着指出，有生之初，生生不息之"动气"即是先天之太极。如《医旨绪余·命门图说》说："盖人以气化而成形者，即阴阳而言之。夫二五之精，妙合而凝，男女未判，而先生此二肾，如豆子果实出土时，两瓣分开，而中间所生之根蒂，内含一点真气，以为生生不息之机。命曰动气，又曰原气。禀于有生之初，从无而有。此原气者，即太极之本体也。名动气者，盖动则生，亦阳之动也，此太极之用所以行也。"

3. "肾间动气"即是命门

孙一奎继之指出"肾间动气"即是命门。《医旨绪余·命门图说》说："细考《灵》《素》，两肾未尝有分言者，然则分立者，自秦越人始也。考越人两呼命门为精神之舍，原气之系，男子藏精，女子系胞者，启谩语哉！是极归重于肾为言，谓肾间原气，人之生命，故不可不重也。《黄庭经》曰：'肾气经于上焦，营于中焦，卫于下焦。'《中和集》曰：'阖辟呼吸，即玄牝之门，天地之根。所谓阖辟者，非口鼻呼吸，乃真息也。'越人亦曰：'肾间动气者，人之生命，五脏六腑之本，十二经脉之根，呼吸之门，三焦之原。'

命门之意，盖本于此，犹儒之太极，道之玄牝也。观铜人图，命门穴不在右肾，而在两肾俞之中可见也。"

4.命门无形，非水非火，乃坎中之阳

孙一奎强调，命门非有形之脏腑，并无脏腑表里经脉之联属，也无十二经之动脉可以诊查，乃是非水非火的无形动气。如《医旨绪余·太极图说》说："命门乃两肾中间之动气，非水非火，乃造化之枢纽，阴阳之根蒂，即先天之太极。五行由此而生，脏腑以继而成。若谓属水属火、属脏属腑，乃是有形质之物，则外当有经络动脉而形于诊，《灵》《素》亦必著之于经也。"

命门动气虽属无形，非水非火，但万物本然之妙却是动而生阳，静而生阴，因此命门动气应为阴中之阳。如《医旨绪余·不知<易>者不足以言太医论》说："阴阳，气也，一气屈伸而为阴阳。动静，理也。理者，太极也，本然之妙也。"《医旨绪余·命门图说》也说："名动气者，盖动则生，亦阳之动也，此太极之用所以行也，两肾，静物也，静则化，亦阴之静也，此太极之体所以立也。"肾间动气属《易》之"坎"卦，"一阳陷于二阴之中"。《医旨绪余·右肾水火辩》说："坎中之阳，即两肾中间动气，五脏六腑之本，十二经脉之根，谓之阳则可，谓之火则不可，故谓坎中之阳，亦非火也。二阴，即二肾也。"

二、"动气命门说"的临床应用

1.重视温养命门元气的应用价值

"动气命门说"是明代太极–命门理论研究之发端，孙一奎指出，先天原气和后天宗气，充养全身相互为用，也是维系生命生生不息的关键。如《医旨绪余·宗气营气卫气说》所说："人与天地，生生不息者，皆一气之流行耳。是气也，居于身中，名曰宗气……此宗气者，当与营卫并称，以见三焦上中下皆此气而为之统宗也。……营气者，乃阴精之气也，即宗气之所统，犹太极之分而为阴也……卫气者，阳精之气也，亦宗气之所统，犹太极之分而为阳也。"在这里形成了一个维系生命的"原气（动气）–宗气–营卫之气"的动力与能量链条。将"动气命门说"与"营卫一气说"联系起来，孙一奎这一认识完善了新安医学固本培元的理论基础，堪称是"培元"学说的功臣。

孙一奎认为肾间动气为生生不息之根，温养阳气十分重要。在临床疾病诊疗中，推崇温补肾阳，强调对阳气的保护。他既反对动辄滋阴降火、滥用寒凉，又反对过用辛热、渗利伤阴。他认为纯阴苦寒之剂可致脾胃虚弱，元气耗损；辛香燥热之剂过度，也可伤气，导致真气耗散；疏利太过可以耗损元气，淡渗太过也致肾气夺伤。在使用参、芪、苓、术等补养正气药物之外，常用温里补阳类药物，如附子、肉桂、补骨脂等。认为元气的根本在中下二焦，温能助动、助生，因此常将益气药人参、黄芪等与温里补阳药如附子、肉桂等合用，以鼓舞肾气，蒸腾肾水，使阴阳二气敷布于全身。孙一奎《赤水玄珠》所创制的"壮元方"（由人参、白术、茯苓、补骨脂、桂心、附子、干姜、砂仁、陈皮组成）、"壮元散"（由仙茅、山茱萸、杜仲、补骨脂、龟板、鹿茸、菟丝子、远志、人参、附子、山药、僵蚕等组成）等是其温补命门元气的代表方。同时孙一奎更强调"原气（动气）–宗气–营卫之气"的相互为用，认为补中益气汤可以"提补中上二焦元气"，因此，补中益

气汤与其自创的"壮元方"等成为其治疗三焦元气不足的主方。

2.孙一奎应用验案举例

（1）舜田臧公气虚中满

舜田臧公……年将六旬，为人多怒多欲，胸膈痞胀，饮食少，时医治以平胃散、枳术散、香砂丸。不效，复以槟榔、三棱、莪术之类日消之，而大便溏泻，两足跟踝皆浮肿，渐及两手背。医又以其手足浮肿，而认为黄胖者，以针砂丸与之，肿益加，面色黄且黑。自二月医至八月，身重不能动，又有以水肿治者。车驾公雅善予，因延诊之，脉沉而濡弱，予曰：此气虚中满症也，法当温补兼升提，庶清阳生则大便可实，浊音降则胸膈自宽。以人参、白术各三钱，炮姜、茴香、陈皮各一钱，茯苓、黄芪各二钱，泽泻、升麻、肉桂、苍术、防风各七分，三十贴而安。客有疑而诘余曰：此症，诸家非消导则淡渗，而先生独以温补收功，腹中积而为满为肿者，从何道而去也？予曰：胀满非肿满比也，故治不同。肿满由脾虚不能摄水，水渗皮肤，遍身先肿。今胀满者，先因中虚，以致皮胀，外坚中空，腹皮胀急象鼓，故俗名鼓胀。盖由气虚以成中满，若气不虚，何中满之有？气虚为本，中满为标，是以治先温补，使脾气健运，则清浊始分，清浊分而胀斯愈矣。（《三吴治验》第十七案）

评议：患者高年，多怒多欲，必致肝强脾弱，脾主健运，升清降浊，如脾气亏虚，健运失常，升降失调，势必因之而渐生胀满。前医辨证不清，而以消导之剂，更伤正气，此为一误。又以攻伐之品，更伤中阳，以至大便溏泻，是为再误。手足浮肿，已是水气不化，仅以针砂丸（含铁制剂）治之，更使脾胃之气损伤，是为三误。病延半年余，浮肿益盛，面黄黑而脉濡弱，病情有增无减。孙一奎诊为"气虚中满"，治病求本，"塞因塞用"，从补养正气着手，兼以温中、行气、化湿。以理中汤与补中益气汤复方加减，续进三十贴而渐愈。

（2）仲阊气虚中满

仲阊侄孙，赴府考试，过食牛面且劳苦，因而发疟。城中医疟半月，形神俱瘦，疟愈而腹大如箕矣。……凡名家递为延至，率认疟后腹胀，其中必有疟母为祟也。诸消痞药尝之不效，又以五皮饮利之不应，将议攻下，而予适至。观其色黄口渴，小水短涩，腹胀不可言，足膝之下肿大不能行，两腿肿连阴囊，气壅不能卧，饮食绝少，脉才四至，大而不敛。予曰：此真气虚中满症也，法当温补下元而兼理脾，病犹可愈。若攻下是杀之也。（观前医）所用之剂，乃皂荚、槟榔、三棱、莪术、姜黄、葶苈子、木通、枳壳、陈皮、厚朴、山栀、大黄、牵牛、黄连等，皆破敌有余之品。……予即以人参、白术各三钱，炙甘草五分，大附子、炮干姜、桂心各一钱，破故纸二钱，桑白皮、茯苓、砂仁、泽泻各八分，水煎饮之。其夜小水稍利，喘急稍缓，连饮五日，腹稍宽，皮作皱。因食猪肚子太早，依旧作胀，前方人参、白术加至五钱，再加陈皮八分，又二十剂而腹消其大半，乃能伏枕而卧，始能移步行动。改以参苓白术散加破故纸、肉桂调养而安。问曰：腹胀如此，口渴如此，小水短涩如此，诸人悉认为热、为有余，乃今以温补收功何也？予曰：公不观古人以气虚中满名鼓胀耶？由气虚所以成中满，设气不虚，何中满之有哉？且鼓者，外皮坚紧而内空无物，若复泻之，真元脱矣，安能复生？故惟有补而已。口渴、小水少者，皆元气虚弱不能运转。清气不上升故口渴；浊气不下降，故无小便。乃天地不交之否。兹特补其下元，俾水火充实，阳气上腾，浊气下降，中气运动，而诸疾皆瘳也。（《新都治验》

第一百五十八案）

评议：患者疟疾之后，正气耗伤，面黄、形瘦、腹大，以为疟母而遍尝消癥、渗利之药，又进一步损伤中下二焦阳气，气机升降失常，水湿不能温化，以至腹胀皮急、腰膝以下水肿、口渴、小水短涩、饮食绝少、脉象虚缓诸症并见。孙一奎诊为气虚中满。认为腹胀、水肿、口渴、小水少者，皆元气虚弱不能运转，清气不升、浊气不降所致。而以"壮元方"（人参、白术、茯苓、补骨脂、桂心、附子、干姜、砂仁、陈皮）加味，中下二焦合治，既用补骨脂、桂心、附子温补命门，又用人参、白术、干姜、砂仁温养脾阳，故病情日渐减轻。再以参苓白术散加破故纸、肉桂温补中下二焦元气，使阳气上腾、浊气下降、中气运动，病情自然痊愈。孙一奎从命门原气的认识出发，其"胀满火衰"的诊治思路，对后世医家产生了重要的影响。

思考题

1.为什么说孙一奎的"动气命门说"是明代"太极—命门"理论研究之发端？

2."动气命门说"的基本内容有哪些？

3.在"动气命门说"中，命门与肾阴、肾阳之间有何关系？

4.孙一奎温补命门元气的代表方剂和用药特色是什么？

（陈雪功）

第三节 方有执·错简重订说

张仲景著《伤寒杂病论》，但由于汉末战乱，该书问世后不久就散佚不全。西晋太医令王叔和通过收集、整理，将其伤寒内容重加编次，名曰《伤寒论》。但宋代以后，一些医家研究伤寒病的辨证论治方法，并不按王叔和的文本顺序，而是采用新的编排方法。一些医家指出王叔和整理、编次《伤寒论》"以自己之说，混于仲景所言之中……故使玉石不分，主客相乱"。明代新安医家方有执，精研《伤寒论》20余年，认为王叔和编次的《伤寒论》"颠倒错乱殊甚"，提出"错简重订说"，并撰成《伤寒论条辨》。清代众多医家均宗其说，形成了阵容庞大的"错简重订派"。方有执"错简重订说"既是历史的必然产物，也是方氏一生心血的结晶，在中国医学史上产生了巨大的影响。

一、"错简重订说"的基本内容

方有执"错简重订说"都反映在他的著作《伤寒论条辨》中，其基本思想可归纳为以下5个方面。

1.指出错简之由，反对依文顺释，力主重新考订

方有执认为西晋王叔和编次《伤寒论》已有错简，后金代成无己注释又多更改，早已失仲景之旧，正如其在《伤寒论条辨·跋》中所言，"盖编始虽由于叔和而流源已远，中间时异世殊，不无蠹残人弊"，而后世注家"置弗理会，但徒依文顺释。""负前修以误后进，则其祸斯时与害往日者，不待言也"，以至"简编条册，颠倒错乱殊甚"。因此他竭

20年之精力，至"晚忽豁悟。乃出所旧得，重考修辑"。其删去"伤寒例"篇，对三阴三阳病脉证并治诸篇大加改订，将各篇条文重新排列，尤以太阳篇最为明显。对《伤寒论》进行逐条辨析，以求合于仲景之道。

2.以削、改、移、调为方法，形成《伤寒论条辨》新体例

方有执的重订方法主要有"削""改""移""调"四种。①"削"，方氏认为，通行本《伤寒论》第三篇"伤寒例"，纯系叔和伪造，虽经成无己注释，终非仲景原文，应当首先削去。②"改"，方氏对《伤寒论》之"太阳篇"大加改订，分为"卫中风""营伤寒""营卫俱中伤风寒"三篇。凡桂枝汤证及其变证一类的条文，列于"卫中风"篇。凡麻黄汤证及有"伤寒"二字列于条首的条文，列为"营伤寒"篇。凡青龙汤证等有关条文，汇为"营卫俱中伤风寒"篇。以上三篇，分列于一、二、三卷，是《伤寒论条辨》全书的重点。③"移"，就是对卷、篇及条文的位置根据情况作前后调整。方氏认为王叔和所撰《伤寒论》第一篇"辨脉法"和第二篇"平脉法"篇名是后人所加，但有仲景的一些内容，故仍可保留，宜移置于篇后。"辨痉湿暍病脉证"篇原是仲景《伤寒杂病论》内容，但因《伤寒论》与《金匮要略》重复，虽不宜砍削，也应移于篇后。④"调"，方氏对其他各篇也作了相应的调整。阳明与少阳二篇为第四卷；太阴、少阴、厥阴三篇为第五卷，温病、风温、杂病、霍乱病、阴阳易差后劳复为第六卷。最后第八卷仍保留了王叔和诸可与不可等篇，以备临证参考。

3.开创六经提纲说，强调六经以太阳为纲

《伤寒论》六经提纲的提法是由方有执所开创。从《伤寒论条辨》注释太阳病第一条"此揭太阳总病，乃三篇之大纲"始，"六经提纲"之说逐渐形成。对伤寒六经辨证，方氏认为六经应以太阳为纲。太阳主表，而外邪袭人，首犯肌表，肌表营卫之气与邪抗争，则形成太阳病，故太阳为病最易，而其邪之出入，疾病之传变，又最能反映伤寒之顺逆。六经应以太阳为纲，故《伤寒论条辨·或问》中指出，"经为纲，变为目，六经皆然也。太阳一经，紧关有始病营卫之道二。""风寒本天之二气，于人身为外物，故其中伤于人，必自外而内，人之中伤之，必皮肤先受起，以病方在皮肤。皮肤属太阳，故曰太阳病，盖举大纲而言始。"

4.阐发风伤卫、寒伤营、风寒两伤营卫俱病，成太阳病三纲鼎立之雏形

《伤寒论条辨》卷之一中指出："太阳一经，风寒所始，营卫二道，各自中伤，风则中卫，故以卫中风而病者为上编。"凡桂枝汤证及其变证一类条文，均汇于此篇。卷之二中指出："太阳统摄之荣卫，乃风寒始入之两途。寒则伤荣，故以营伤于寒而病者为中篇……盖经之所以条例各病，对比而辨论者，正为与伤寒分别争差也。"于是将麻黄汤证及其变证，以及条文首冠"伤寒"二字者，汇于此篇。卷之三中曰："若风寒俱有而中伤，则荣卫皆受而俱病，故以荣卫俱中伤风寒而病者为下编。"于是将青龙汤证及其有关的变证、坏证均汇列于此篇。

方氏对太阳病的编次突出了三点学术见解：第一，由于感受邪气不同，中伤的病位层次不同，所以"卫中风""营伤寒""营卫俱中伤风寒"发病方式与类型不同；第二，由于发病方式与类型不同其传变转归也就大不一样，各有各的变证、坏证；第三，尽管发病方式、转变与转归不一，但都有共同的病理基础，即"营卫不和"。

5.阐发六经是指六部，指出《伤寒论》乃辨证论治基本方法

方有执指出：《伤寒论》六经是指六部，其不仅有阴阳属性，而且五脏、六腑、四体、百骸，周身内外无一物不包罗其中。如《伤寒论条辨·或问》说："曰六而本之三阴三阳者……则五脏六腑、四体百骸，周身内外所有，无一物不在其中矣……六经岂独伤寒之一病为然哉，病病皆然也。"认为六经不是六条经络，而是人身的六大层次，六个分部。他说："六经之经，与经络之经不同……犹言部也。……人身之有，百骸之多，六经尽之矣。"（《伤寒论条辨·图说》）方有执这种"六经分部"的思想，表明《伤寒论》不是研究具体的某一种疾病，而是研究机体在疾病状态下各个部位的反应，六经也绝非伤寒一病所独有，而是百病之六经，六经辨证具有普遍的指导意义。

感受六淫之邪，有人可发为伤寒病，有人却可发为杂病，故《伤寒论》既论述了伤寒，亦论述了杂病。《伤寒论条辨·引言》中方氏亦明确指出，《伤寒论》是"论病以辨明伤寒，非谓论伤寒之一病也"。他纠正了历来对《伤寒论》学术价值的错误认识，突出了《伤寒论》阐述的是辨证论治的基本方法。

二、"错简重订说"的历史贡献

1.开启伤寒三大学派争鸣，促进了伤寒学的发展

"错简重订说"的历史贡献在于开启了学术争鸣，促进了三大伤寒学派的发展。除错简重订派之外，还有维护旧论和辨证论治等不同流派。

清代伤寒家追随"错简重订说"的还有程应旄、郑重光、吴仪洛、章虚谷、周扬俊、黄坤载等人。错简重订派医家思想活跃、不囿旧说、各有创新。如程应旄《伤寒论后条辨》，更加强调从"表里脏腑"四字上读伤寒，虽广之为千万奇形怪状之病，无不可以伤寒赅之矣。"盖攻伤寒之法……须于表里脏腑中辨出虚实寒热来……以我之虚实寒热活处用六经，而不为六经之表里脏腑呆处用，拨动枢纽，通体皆张。"（王式钰《伤寒论后条辨·跋》）

维护旧论派反对方有执之说，认为流传旧本《伤寒论》，不能随便去取、任意改订，还提倡宗古编次，如张卿子、张志聪、张令韶、陈修园等均为这一派的中坚人物。明代张卿子反对方有执"错简重订说"，如其在《张卿子伤寒论·凡例》中力主《伤寒论》为长沙旧本，在编次上亦"悉依旧本，不敢去取"。张卿子的学生张志聪在其《伤寒论宗印·凡例》中也说："本经章句，向循条则，自为节目，细玩章法，联贯井然，实有次第，信非断简残篇，叔和之所编次也。"陈修园在其《伤寒论浅注·凡例》中亦指出，《伤寒论》"自《辨太阳病辨证篇》至《劳复》止，皆仲景原文，其章节起止照应，王肯堂犹如神龙出没，首尾相应，鳞甲森然，兹不敢增减一字，移换一节。"维护旧论派崇古尊经，以经解论，结合临证，对三阴三阳六经六气等发挥尤多影响。

辨证论治派则认为，不必过分追究《伤寒论》的错简与真伪，而最重要的是把仲景辨证的心法阐发出来。何韵伯、徐灵胎、钱天来、尤在泾、包兴言等均是这一派的代表人物。如清代柯韵伯在《伤寒论注·自序》就说："……三百九十七法之言，既不见于仲景

之序文，又不见于叔和之序例，林氏倡于前，成氏、程氏和于后，其不足取信，王安道已辨之矣。而继起者，犹琐琐于数目，即丝毫不差，亦何补于古人，何功于后学哉？然此犹未为斯道备累也。"辨证论治派医家大多是既承认错简，又反对重订，而是着重于《伤寒论》辨证论治应用规律的研究，对后世辨证论治研究有极大的贡献。

宋金以前伤寒诸家各擅其长而无争鸣，自方有执倡言错简，实施重订，才开启后世伤寒学术激烈的争鸣，掀起了明清医界深入研究《伤寒论》的新高潮，使伤寒学的研究进入了鼎盛的阶段，达到了前所未有的深入和广度。

2.启发后世医家，《伤寒论》"三纲鼎立说"基本形成

自方有执首倡错简重订以后，部分医家大加赞赏，如清初三大名医——喻昌、张璐、吴谦等，均属错简重订派。方有执倡"错简重订说"启"三纲鼎立说"之后，首先被清初三大名医之一的喻昌所接受。喻昌《尚论篇》大量引用、完善了方氏著作的内容，而且对方氏改订的太阳篇又大加发挥，正式倡言"风伤卫、寒伤营、风寒两伤营卫"的"三纲鼎立说"。其指出，四时外感以冬月伤寒为大纲，伤寒六经以太阳经为大纲，太阳经以风伤卫、寒伤营、风寒两伤营卫为大纲。以此三纲订正仲景《伤寒论》为三百九十七法、一百一十三方。张璐《伤寒缵论·自序》云：研究《伤寒论》历三十年，诸家多歧而不一，见到《伤寒论条辨》和《尚论篇》，才"忽有燎悟，始觉向之所谓多歧者，渐归一贯。"其观点悉从方、喻。新安医家吴谦奉敕编著《医宗金鉴》，内有《订正伤寒论注》，编次悉以方有执《伤寒论条辨》为蓝本，认为《伤寒论》"义理渊深，方法微奥，领会不易，且多讹错，旧注随文附会，难以传信。今于其错讹者，悉为订正。"（《医宗金鉴·序》）因该书为御赐书名，颁行天下，影响甚大，其后从"错简重订说""三纲鼎立说"者甚众，这与《医宗金鉴》的影响和传播不无关系。

思 考 题

1.方有执认为王叔和编次《伤寒论》有错简现象的依据是什么？
2.方有执对宋本《伤寒论》采取了哪些重订的方法？
3.方有执的"错简重订说"对伤寒学发展有何进步意义？
4.如何理解方有执所说的《伤寒论》"论病以明伤寒，非谓论伤寒一病"？

（王新智　陈雪功）

第四节　汪机·新感温病说

关于温病的病因和发病学问题，《内经》提出"冬伤于寒，春必温病"，王叔和进一步认为，伤于寒邪，即病者为伤寒，不即病者，寒邪伏藏于肌肤，至春夏之季而发为温病，此即后世所说的"伏寒化温"论。从此，"伏气温病"成为温病病因和发病学的重要观点。但由于"伏气温病"不能解释"时行"温病的发病机制与现象，而且许多医家又对伏气的性质、邪气藏伏的部位提出了不同见解，出现了诸多矛盾和疑问。宋代郭雍在《伤寒补亡论》中已经提及，发于春季的温病，既有冬季寒伏而后发者，亦有感受春季时令之邪而发者，这种感而即发的温病，实际上属于新感温病范畴。新安医家汪机在总结历代医家有关温病发病学论述的基础上，首次明确提出"新感温病说"，为后世温病学的发展奠定了重要的理论基础。

一、"新感温病说"的基本内容

汪机的"新感温病说"主要见于《伤寒选录》，其既承认伏气温病的存在，又发明了新感温病。总结起来，主要观点和内容有3点。

1.阐发温病、瘟疫、瘟毒名实，创"新感温病说"

《伤寒选录·温病一百八·温毒》载："愚谓温与热有轻重之分，故仲景云：更遇温气则为温病，若遇湿（当为'温'）热则为温毒，热比温为尤重故也。苟但冬伤于寒，至春而发，不感异气，名曰温病，此病之稍轻者也。温病未已，更遇温气变为温病，亦可名曰温病，此病之稍重者也，《伤寒例》以再遇温气，名曰温疫。又有不应冬月，伤寒至春而病温者，此特感春温之气，可名曰春温。如冬之伤寒、秋之伤湿，夏之中暑相同也。"在这里，汪机明确指出，感受春季温热之邪所发生的新感春温，与夏季、秋季、冬季感邪而发的新感时行温病是一样的机制，四时都有新感之温病。

2.分析春温发病原由，阐明春季温病发病的3种模式

《伤寒选录·温病一百八·温毒》又曰："以此观之，是春之病温，有三种不同，有冬伤于寒，至春发于温病者，有温病未已，更遇湿（当为'温'）气，则为温病，与重感温气，相杂而为温病者。有不应冬伤于寒，不因更遇温气，只于春时感春温之气而病者。若此三者皆可名为湿（当为'温'）病，不必各立名色，只要知其病源之不同也。"汪机通过对春季温病发病的3种情况分析，认为同是发生于春季的温病中，既有"冬伤于寒，至春必发"的伏气温病，也有新感引动伏邪的春温，还有"不因冬月伤寒"的新感温病。其中"只于春时感春温之气而病者"，即典型的"新感温病"。汪机对春季温病3种发病模式的阐发，弥补了仅以伏气学说解释温病病因和发病机制的不足，使得一部分温病，从一家之言的"伏寒化温"中摆脱出来，对后世春温、风温等分类论治，具有极大的启发。

3.强调温病与伤寒的不同，阐发六经温病的分经用药

汪机在《伤寒选录·卷六》中专列"温病分经用药"篇，在该篇中汪机先列举吴绶的观点："盖此病因春时温气而发，非寒邪初伤于表也。""凡温病发三阳者多，而发于三阴者少。"强调温病的病因不同，其发表治法应当与伤寒有别。汪机仿照伤寒六经，分经论治温病。其云："如太阳证，头疼恶寒，汗下后，过经不愈，诊得尺寸俱浮者，太阳病温也，宜人参羌活散加葛根、葱白、紫苏以汗之，或有自汗身疼者，宜九味羌活汤增损主之。如身热目疼，汗下后，过经不愈，诊得尺寸俱长者，阳明病温也，宜葛根解肌汤加十味芎苏散以汗之。如胸胁痛，汗下后，过经不愈，诊得尺寸俱弦者，少阳病温也，宜十味芎苏散或小柴胡加减用之。兼有太阳证者，羌活散加黄芩。兼有阳明，加葛根升麻之类，其三阴经当于前三阴条求之。如腹满嗌干，诊得尺寸俱沉细，过经不愈，太阴病温也。如有口燥舌干而渴，诊得尺寸俱沉，过经不愈者，少阴病温也。如烦满囊缩，诊得尺寸俱微缓，过经不愈者，厥阴病温也。"至此汪机阐发了六经温病的具体治法方药，强调脉症结合，辨证论治。这些见解，在温病学说尚未崛起的明代，实属可贵。

二、"新感温病说"的临床运用

1.促进了温病学说的创新和辨证论治的发展

汪机"新感温病说"，打破了长期以来认为温病都是伏邪化热的传统观念，促进了温病学的发展。新感温病的认识亦逐渐由局限于冬春季节，进一步扩展到四时。吴又可、叶天士、薛生白、吴鞠通、王孟英等为代表的医家，根据汪机的"新感温病说"，突破了"温病不越伤寒"的传统观念，大胆创新，提出了新感温病的发生、发展规律，治疗原则及论治方药，逐渐形成了完整的理论体系。

如吴又可《温疫论·下卷·诸家温疫正误》引用了汪机的"春之病温有三种不同"，并受"新感"启发，提出了"疠气"学说。叶天士既承认"伏邪致病说"，又同意"新感温病说"，其《温热论》对温病也是从3个方面进行分类：①新感——提出新感"温邪上受，首先犯肺"；②伏气——"温邪内伏""伏暑至深秋而发"；③新感引动伏邪——"新凉引动伏暑，当以轻剂清解三焦"。叶天士认为，新感温病"温邪上受，首先犯肺""由卫及气，自营而血""在卫汗之可也，到气才可清气，入营犹可透热转气……入血就恐耗血动血，直须凉血散血"，可谓是治疗新感温病全过程的基本大法。

若是新感引动伏邪者，则配合散解之法，以透邪外出。正如叶天士所说："若因外邪先受，引动在里伏热，必先辛凉以解新邪，继进苦寒以清里热。"（《温热经纬·叶香岩三时伏气外感篇》），指出了治疗新感引动伏邪的治疗先后次序。在叶天士《临证指南医案》和吴鞠通《温病条辨》中，新感病例占绝大多数。

2.汪机应用验案举例

一人弱冠时，房劳后洒洒恶寒，自汗发热，头背胃脘皆痛，唇赤、舌强、呕吐、眼胞青色。医投补中益气汤，午后谵语、恶热、小便长。初日脉皆细弱而数，次日脉则浮弦而数，医以手按脐下痛。议欲下之，遣书来问。予曰：疫也。疫兼两感，内伤重，外感轻耳。脐下痛者，肾水亏也。若用利药，是杀之也。古人云：疫有补、有降、有散，兹宜合补降二法以治。用清暑益气汤，除苍术、泽泻、五味，加生地、黄芩、石膏，服十余贴而安。（《石山医案·瘟疫案》）

评议：本例由于过度房劳后肾水亏损，又感疫疠之邪，气阴两亏，认为是疫兼两感，且内伤重，外感轻，故用李东垣氏清暑益气汤加减治之，前医以内有热而用补中之剂，徒添"午后谵语、恶热、小便长"之症，此例证候复杂，汪机善察脉证，抓住主要病机，诊为"疫兼两感，内伤重，外感轻"，治疗时善用参、芪，于培元益气之中辅之清降泄热之品，切中病机，遂服十余贴而安。

3.现代应用验案举例

郑某某，男性，32岁。一诊：2003年4月18日。患者4月7日入院，体温曾超过39℃，咳嗽咯痰、气急。X线提示：两肺部阴影。经用激素、抗生素、呼吸机等多种治疗，体温降为低热（37.5℃），但肺部阴影继续扩大。诊见面色缘缘正赤、微热不恶寒、口渴引饮、唇干而燥、有汗、咳嗽气急，细察咳嗽痰涎、色白而黏，并稍有泛恶，大便日行

2次。舌质红、苔黄腻，脉细弦。

中医辨证：热邪疫毒、直犯肺胃、肺热壅盛、宣降失司。治疗原则：清热解毒、芳香化浊、泻肺和胃，桑白皮汤加减。处方：桑白皮10g、黄芩10g、黄连10g、山栀子10g、金银花15g、连翘15g、芦根30g、鱼腥草30g、佩兰15g、苏子10g、陈皮6g、半夏10g，服药3剂。药后，肺部炎症开始减少，气急减轻，低热已退，上方减苏子加赤芍10g，仍以清热解毒为主，凉血活血为佐，再进4剂。患者气急已平，肺部炎症病灶较前吸收，出汗已明显减少，精神倦怠，病情趋向稳定，激素减量。后以扶正为主，兼以祛邪，患者病情日趋稳定，精神已振。5月8日胸片复查，肺部病灶完全吸收。［徐瑛，陈晓蓉.张云鹏治疗传染性非典型肝炎病案探析.中国医药学报，2003，18（5）：265-266.］

评议：此案为新感时行疫毒，直犯肺胃、肺热壅盛、湿浊交阻、宣降失司。此案一诊时，患者面色缘缘正赤、有汗、口渴引饮、唇干而燥，为卫分症状已过，进入气分。此时气分有热，秽浊瘀滞，治疗以清热解毒、驱逐疫邪为主，佐以化浊、辟秽、醒脾和胃。方用桑白皮汤合黄连解毒汤、葛根芩连汤、小陷胸汤化裁。后期热退不咳、气急已平、精神倦怠，此为病邪渐退，正气已愈，机体存在正气不足、余热未清、肺络不和3个要素，治以益气健脾、润肺固本为要，佐以凉血活血、散瘀通络以善其后。可见凡温病热邪疫毒为患，抓住气分环节，选用清热解毒之品为要。

思考题

1.汪机提出"新感温病说"有何历史和经验依据？
2.汪机对"伏气温病"秉持什么样的态度？
3.汪机是如何阐发春季温病3种发病模式的？
4.举例说明"新感温病说"对后世温病学的发展有何重要意义？

（董昌武　陈雪功）

第五节　余国佩·燥湿为纲说

《素问·至真要大论》病机十九条议论六气病机，独缺燥邪，金·刘河间补充燥气病机，清·喻昌又改《素问·生气通天论》"秋伤于湿"为"秋伤于燥"，以至后世医家论辨尤多，或以燥为次寒，或以燥属火类，或以燥为虚证，温燥、凉燥、内湿、外湿，愈分愈细。时至清代中后期，阴阳表里寒热虚实八字，已被确定为内伤外感诸病的辨证要素，而众多医家仍斤斤于燥气寒热属性的思辨，对燥湿的基本病机在辨证学中的地位亟待深入探讨。

清代新安医家余国佩，号春山，著《医理》等书，创造了一套独具特色的"燥湿为纲"理法方药思想，实为"医家病家，从来未见未闻"之说。其后石寿棠著《医原》大加阐发，至今仍有重要的研究价值。

一、"燥湿为纲说"的基本内容

余国佩"燥湿为纲说"，主要反映在余国佩《痘疹辨证》《医理》《婺源余先生医案》

等书中，归纳起来，可概括为以下7个方面。

1.燥湿二气即是天地常、变之气

《医理·风无定体论》所说："太极判而天地生……虽有六气之名，不外燥湿二气所化。夫天为乾金，其气本燥；地为坤土，其气多湿。……此同气相求，自然之理。"《医理·元会大运论》也说："时运迁改，其气有变，大都总以偏干、偏湿为乖戾之气。"燥湿是自然界阴阳变化主导之气。燥湿之气又各主一岁之半，冬至一阳生，地中湿气已动，交春渐升，一交夏令，湿气更盛，天地之气化刚为柔；夏至阴从天降，天之燥气已动，交秋渐降，一交冬令，燥气更烈，天地之气柔化为刚，燥湿二气与天地变化相顺应。

2.燥湿二气常随岁运变迁而变化

燥湿二气的变化不是一成不变，而是可因气候之变和岁运之变而变化。如《医理·元会大运论》说："医家病家执定古方，不知随时立法之理，误事多矣！""若论常行之度……一年之更换，偏干则多燥病，偏雨则多湿病，年岁亦因水旱为灾。"余国佩强调，随着气候寒热、水旱变化，燥湿为病，疾病种类、药物性味、功用、辨证治疗及方药的运用都应相应而变，这种认识使得燥湿为纲更加符合实际。

3.天人相应，自然万物皆受燥湿影响

余国佩认为人为万物之灵，生于天地之间，无处不与天地合，人感受疾病独重燥湿之气，如同自然界农作物易受干涝影响一样。《医理·风无定体论》说："人之受病，独重燥湿二气者，如一岁之中偏干、偏水，禾稼必伤而成欠年，未见多寒多暑而损岁也，人之感气，受病亦然。"《医理·医法顺时论》也说"人为万物中之一物，既同处天地气交之中，亦遂感其燥湿而为病，此理势所必然，医家能随其气而治，自无错误。"

4.六气独重燥湿，外感独揭燥湿为纲

《医理·风无定体论》指出，燥湿水火"此四者未动处皆属阴，既动，即化风而属阳，故曰风属阳邪。西方燥气动必旱，故曰燥风；东方湿气动必雨，故曰湿风；北方寒气动必冷，故曰寒风；南方暑气动必热，故曰暑风……西北之风，燥兼寒为病；西南之风，燥兼火为病；东北之风，湿兼寒为病；东南之风，湿兼暑为病……天地之风，皆能生长万物，太过则为病耳，但以燥湿乘除为治，自合妙理。"故《医理》开篇即是"六气独重燥湿论"。《痘疹辨证·痘疹论治辨误》也说："以此为提纲在握，任它见证之多，一条线索参去，自可无误。"《医理·自序》明确提出"外感独揭燥湿为纲"。《医理·风无定体论》说："燥湿二气可寒可热，医者再能因燥湿之偏，分其寒热之变，一任病情万状，总以燥湿为纲，余皆从二气化出。"《婺源余先生医案·燥症》也说："外感认得燥湿二气，其或兼寒兼热。治法燥邪治以润，湿邪治以燥，兼寒者温之，兼热者清之，治外感之证已无余意矣。"

5.内外诸科，万病之源无非燥湿为本

《医理·内伤大要论》指出："夫外感不外燥湿两端，内伤亦然，血虚生内燥，气虚生内湿，内燥则外燥凑之，内湿则外湿凑之，燥湿二气互相为病，实不啻同气相求，见症虽多，但能分别何者为燥，何者为湿，湿病用益气，燥病用育阴。"

内伤如此，外科亦然。湿证多壅肿、易腐烂、多浊脓秽水，湿善升，易达于表，湿

郁者多成痈；燥症多附骨、坚硬不变、最难穿溃，其体干，故难成脓，燥善降，病不易外达，感燥者多成疽。如《医理·外科燥湿分治论》说："万病之源无非燥湿为本，化阴化阳为变，医者必察其变而治之，内外诸症尽之矣。"

6.声辨平仄、脉辨刚柔，发挥燥湿的诊断方法

余国佩强调燥湿为纲必从诊法开始。其精于燥湿症情诊法，对望、闻、问、切均有独特见解。如《医理·燥气论》指出，燥病多从肺家见症，"干咳，胸满，气逆，或牵引胸臆作痛不能转侧，喘急呕吐，鼻干唇燥，咽疼嗌干，舌燥少津，皮肤皱裂，寒热身痛。"《医理·望闻问切论》也指出："初起津液未甚耗，亦有渴不能饮者。窍多干涩，或目光炯炯，燥又变火矣。或遍身强硬而痛，或肌肤刺痛、手不可扪，或痉挛骨瘘、肠拘似块、佝偻难伸，凡物干则必缩，理有然也。"

闻诊方面，发明以平仄二声辨别燥湿之病。如《医理·望闻问切论》说："凡湿病声必低平，燥病声必厉仄，多呻吟干哕，化火则多语言，或谵语妄动狂躁，其声似破似哑，或喘或咳，咳声不扬，或多太息气短，听之似有干涩不相接续之象。湿病其声似乎壅塞不宣而又低平懒言，又古谓瓮中作声，或默默无言，或昏昏倦怠，或多嗽、多痰、多唾，或多噫气，周身酸软而痛、沉重难展，或已化热上蒸心肺，致令神识不清、喃喃自语，或昏昏迷睡。"

在脉诊之中，发明以刚柔之脉别燥湿之病。如《医理·察脉神气论》说："刚脉，即古人之所谓动、涩、紧、搏之脉也，按之坚硬弹指，尖滞括手之象，皆阴虚燥病之脉。凡物燥必干涩坚硬，阴虚则津液亏，既无水液灌润，势必干燥，故以刚脉属燥病。柔脉，即古人之所谓濡、软、滥、滑之脉也，按之如绵丝湿泥，软柔之象，皆属气虚湿病。凡物少气鼓撑，再经湿水浸渍，势必软滥不振，故以柔脉属湿。"燥湿闻诊、脉诊之法，堪称余国佩独家心传。

7.证辨燥湿、药分润燥，发明开阖润燥的药性理论

证候的燥湿之性确定之后，还必须注意方药的开阖燥湿之性。余国佩认为，药物苦辛之味多开、气之温者多开、性之升者多开、味淡者多开、泻药多开，皆不利于燥证。酸咸之味多阖，气之凉者多阖、性之降者多阖、味厚者多阖、补药多阖，皆不利于湿证。临证时，开者阖之，阖者开之。同时还要注意亦有开中有阖，阖中有开者。

药体的润燥与药性润燥密切相关，凡药体润者多善治燥证，药体燥者多善治湿证。如《医理·自序》说："《本草》一书，古人但言药之性味，未言体质之润燥，今明辨润燥之品，用以治湿燥之病，其理明显，令人一阅了然，再能审确病情，自无不效。""凡药体软、多汁、多油，皆能润，干脆无汁者体燥。"《医理·药味随运变更论》说："客燥外感，生石膏为清燥神品。"药物中的石膏、瓜蒌、薤白、杏仁、贝母、芦根、生地、熟地、天冬、麦冬、玉竹、当归、枸杞、苁蓉、龟板、鳖甲、阿胶之类，皆体润，常用于燥证。而苍术、陈皮、厚朴、白蔻、藿香、通草、羌活、秦艽、防己之类皆体燥，常用于湿证。《医理·石膏论》认为石膏体润而重，性澄善降，"为清燥之君药""又生津养液，实拨乱反正之要药也。"若非真知灼见，"已验再验"，决不能有如此见解。

二、"燥湿为纲说"的临床应用

1.善从燥湿着眼，提供燥湿诊治的宝贵经验

余国佩认为燥病多从肺家见症，当用滑润之品。《医理·燥气论》指出："干咳、胸闷、气逆，或牵引胸膛作痛、不能转侧，喘急呕吐，鼻干唇燥，咽痛嗌干，舌燥少津，皮肤皲裂，寒热身痛。"燥属干涩之象，治之必用滑润之品，刚以柔治，微加苦辛之味，苦以胜之，辛以行水润燥，再佐甘味，甘味属湿也。

燥证日久伤阴耗液，"非草木可以有功，必用血肉有情、肥甘有汁之品，方有所济。不可拘泥外邪未清，忌用荤腥，即所谓医贵圆通也。"（《婺源余先生医案·伏暑小儿》）"清润之剂不效，必令服肉汤、猪肚肺肠、鸭汤，佐介类浓汁频频服之，甚至再用蚌水、梨汁、蔗浆间进，自能转润、化汗、生津、退热而愈。"

湿证多从下先受之，必用苦辛之品。《医理·湿气论》指出，湿属地气，自下升腾，人受其气，下先受之。治宜"开鬼门""洁净府"。"湿病必用苦辛之品者，以其性味能通能降，可以开湿之壅也。佐淡渗者，以淡味得天地之金也。淡即甘之微者，淡薄无味，象天寓有清肃之燥气，故能胜湿。"

湿气寒化热化应详察舌苔，亦须提防化燥伤阴。《医理·治湿法》指出："湿温病初见……舌必有胎。胎白者，邪在气分未化，用半夏、厚朴、苍术、陈皮、白蔻、藿香、杏仁、滑石、通草、菱皮、芦根、薏苡仁、细辛等药……如渐黄或底白罩黄，邪初化热，前法必加苦寒，姜汁炒木通最妙。"如湿证化热化燥伤阴，"必用北沙参、麦冬、玉竹之类，此种药养液而不滞"。

2.余国佩应用验案举例

周某，冬季寒热身痛、肌肤痛极、手不可近，胸满气满、咳引胸胁作痛、口干不多饮、即吐，烦躁不宁，脉涩数不利，此属外燥为病。肺气一经邪扰，故致气机内外均闭，清肃不能下布，势必上逆为吐、为咳，引牵为痛，皮毛是肺之合，壅则痹痛。凡痛极不可按揉者，皆属燥病，前人所未发明，治宜辛凉清润：生石膏、杏仁、薤白、知母、菱根、南沙参、细辛、菱皮、芥子、梨皮，一服遂验，再进出汗而愈。自甲申年后，常多此症，人皆误认冬温时邪，一经羌、防发汗，往往口噤不语而死。此种燥症，又极似伤寒，周身怯寒，虽重裘叠被，仍觉冷甚，此是阳为燥郁，最易贻误，一经清金，立得汗解。此即燥症似寒之象，业医者所宜知之。虚者必佐生地、当归、麦冬、玉竹之类，梨汁、蔗浆、肉汤、鸭汁俱可参用。燥风治之以润，沛然而得汗解，阳邪遇阴而化也。外感认得燥湿二气，其或兼寒、兼热，治法燥邪治以润、湿邪治以燥、兼寒者温之、兼热者清之，治外感之候已无余蕴矣。古人所称温热、温毒、瘟疫、伤寒、风温、湿温、暑风，种种名目，殊足炫人耳目，皆由未能探本寻源，未参《易经》"火就燥，水流湿"之理，走入歧径，名色愈多，错路愈繁，致令后学无从指归，熟读医理，自知舍末求本，言下了悟矣。此后各案，仍依俗称名目，以使人知，其实总不外燥湿二气为病，不过化寒化热之别尽矣，内伤亦不外阴虚成内燥、气虚成内湿之理，门类之多，均可扫除，圣贤传道，总不外一阴一阳也。（《婺源余先生医案·燥症》）

评议：在秋分与立冬之间，凉风飒飒、西风肃杀，燥金主气。此时若燥邪夹凉风侵

袭，与体内阳气相搏击，外则被凉风束缚，内则化火生风，出现外凉束而寒、恶寒、皮肤紧绷甚至疼痛；内阳郁而燥热，出现发热、因燥化火生风而喉痒、咳，甚则胸痛等症状。时人多误认为冬温时邪，余氏认为此乃燥极似寒，治疗上以清金润燥养阴为主，用生石膏、杏仁、薤白、知母、蒌根、南沙参、细辛、蒌皮、芥子、梨皮等，一经汗解，外燥之症即解。然阴虚之体，必佐养阴之药以及血肉肥甘之品。由此而针对古人所称温热、温毒、瘟疫、伤寒、风温、湿温、暑风等外感之病，认识上皆未能探本寻源，参《易经》"火就燥，水流湿"之理，验证了"虽有六气之名，不外燥湿二气所化……燥湿二气可寒可热"（《医理·六气独重燥湿论》）的学术理论。

思考题

1.余国佩为何要提出六气独重燥湿，外感独揭燥湿为纲？

2.余国佩提出了什么样的燥湿诊断方法？

3.如何从温病中对温热与湿热鉴别的角度看"燥湿为纲说"？

4.余国佩对药性燥湿理论的研究有何独到之处？

（周雪梅　陈雪功）

第六节　汪昂·暑必兼湿说

宋以前医家对暑病证候认识较为简单，对暑与湿的关系并未作深究。宋以后对暑病认识逐步清晰，暑病分类也进一步深化。时至清初，在暑病的治疗中，香薷饮、五苓散等宣化暑湿、淡渗利湿等方药已为临床医家所常用，但"暑必兼湿""治暑必兼利湿"等暑邪特征、暑病病机和暑病治法的认识，则是由清初新安医家汪昂明确提出。汪昂在《医方集解》和《本草备要》中，明确提出"暑必兼湿"，后经叶天士推广应用，成为中医"暑病"病因、病机和治法中的重要理论，"暑必兼湿"堪称新安医学的重要学术思想之一。

一、"暑必兼湿"的基本内容

1.明确提出"暑必兼湿"，系统阐发伤暑的基本特点和证候病机

汪昂认为暑和热均为阳邪，而"暑"与"热"的区分就在于有无兼湿，并明确指出"暑必兼湿"是暑邪为患的基本特点。如《本草备要·草部·香薷条》曰："暑必兼湿……若无湿，但为干热，非暑也。"《医方集解·清暑之剂》也强调：湿为阴邪，"暑必兼湿，而湿属脾土，暑湿合邪，脾胃病矣。""长夏火蒸，湿土司令，故暑必兼湿。""中热为阳证，为有余，中暑为阴证，为不足。"清楚地阐明了暑与热的不同性质。

在明确"暑"的特点之后，又对伤暑的基本证候做了总体阐发。如《医方集解·清暑之剂》说："故经曰：脉虚身热，得之伤暑。外证头痛口干，面垢自汗，呕逆泄泻，少气倦怠，其大较也。"这一基本证候成为暑必兼湿论断的前提。暑病其他有余之象都是由这个基本证候传变而成。如其曰："有余证者，皆后传变也。伤暑有兼伤风者，有兼伤寒者，有兼伤湿者，有兼伤食者，有冒暑饮酒引暑入内者，有纳凉巨室，暑不得泄反中入内

者。有手足搐搦名暑风者，有手足逆冷名暑厥者，有昏不知人名中暑者。"

汪昂以"暑必兼湿"的独到见解对伤暑的证候病机作了全面的阐释。如《医方集解·清暑之剂·四味香薷饮》说香薷饮："治一切感冒暑气，皮肤蒸热，头痛头重，自汗肢倦，或烦渴，或吐泻。""暑为阳邪故蒸热，暑必兼湿故自汗，暑湿于心则烦，于肺则渴，于脾则吐利，上蒸于头则重而痛，暑能伤气，故倦怠。"认为"烦、渴、吐利"等，都是暑湿伤及心、肺、脾三脏所致。

2.强调"治暑必兼利湿"，但须辨清病情，合理运用化湿之法

汪昂又提出"治暑必兼利湿"的治法原则，但兼湿有多有少，伤气伤津有轻有重，如何应用清暑化湿之药，则强调以辨证为依据。

如《本草备要·草部·香薷条》指出，香薷"为清暑之主药，肺气清，则小便行而热降"。但若"伤暑大热大渴，汗出如雨，烦躁喘促，或泻或吐"津伤重证则不宜使用，"气虚者尤不宜多服"。《医方集解·清暑之剂》推荐10首"清暑之剂"。其"四味香薷饮用香薷"发越阳气"以解暑湿"；"厚朴苦温，除湿散满"；"扁豆甘淡，能消脾胃之暑湿"。并根据口渴心烦、呕逆泄泻、大便鲜血、头重吐利、身倦神昏、僵仆抽搐、咳嗽、如疟、身热腹胀等不同症状，提出8种加减方。清暑益气汤则用于"长夏湿热炎蒸，四肢困倦，精神减少，胸满气促，身热心烦，口渴恶食，自汗身重，肢体疼痛，小便赤涩，大便溏黄而脉虚者。""以二术燥湿而强脾……泽泻泻湿热而降浊。"六一散治"中暑，表里俱热，烦躁口渴，小便不通，泻痢热疟，霍乱吐泻"之候，以滑石为君，"取其能通除上下三焦湿热也……使湿热从小便出""然惟体盛湿多之人，宜服之以解暑利水"。缩脾饮"清暑气，除烦渴，止吐泻霍乱"，用"砂仁、草果，辛香温散，消酒食而散湿，扁豆解暑而渗湿"。消暑丸"治伏暑烦渴，发热头痛，脾胃不利"。五苓散"治暑毒入心，发热大渴，小便不利，及暑湿相搏，自汗身重"等，均用茯苓之类淡渗利湿之品。

而对于暑热津伤、元气大伤者，则用白虎加人参汤、竹叶石膏汤、生脉散等，清热、益气、生津，并非一味散湿利湿；对于"冒暑伏热，引饮过多……霍乱吐泻，脏腑不调者"，又以大顺散，"皆辛甘发散之药"，又非一味清热生津。

二、"暑必兼湿说"的临床应用

1.启发后世温病学家，"暑必兼湿说"大为推广

汪昂所著《医方集解》《本草备要》流传极广。叶天士继汪昂"暑必兼湿说"之后，在临证上对暑必兼湿的理论予以进一步阐发和应用。

如《临证指南医案·暑》在案中分别指出："暑必挟湿，二者皆伤气分，从鼻吸而受，必先犯肺。""暑热必挟湿，吸气而受，先伤于上。""湿乃重浊之邪，热为熏蒸之气，热处湿中，蒸淫之气，上迫清窍，耳为失聪。"邵新甫在按语中更强调："天之暑热一动，地之湿浊自腾。人在蒸淫热迫之中……人身一小天地，内外相应。故暑病必挟湿者，即此义耳。"《临证指南医案·夏热》指出："经以先夏至病温，后夏至病暑……若夫暑病，传方甚少，皆因前人略于暑详于寒耳……长夏湿令，暑必兼湿，暑伤气分，湿亦伤气。"《临证指南医案·暑热》又说："暑邪必夹湿……暑热深入，伏热烦渴，白虎汤、六一散。"叶天士的阐发和应用，使"暑必兼湿说"的影响更为广泛。

吴鞠通赞同暑必兼湿，认为纯热无湿，不是暑病。如《温病条辨·暑温》二十二条说："热极湿动，火生土也。上热下湿，人居其中而暑成矣。"二十四条云："温病最忌辛温，暑病不忌者，以暑必兼湿，湿为阴邪，非温不解。"王孟英曰："暑令湿盛，必多兼感，故曰挟。犹之寒邪挟食，湿证兼风，俱是二病相兼，非谓暑中必有湿也。故论暑者……须知其挟湿为多焉。"（《温热经纬·叶香岩三时伏气外感篇》）

俞根初认为暑温有暑多湿少和湿多暑少两类证候，其《通俗伤寒论》首立"暑湿伤寒"专节，认为"蕴伏膜原之暑湿。……尤必辨其暑与湿孰轻孰重。"对这两种证候，又有两种治法，如"传胃而暑重湿轻者"，或先辛凉透发，从疹而解；或苦辛通降，从大便而解。"后用蒿芩清胆汤，清利三焦，使余邪从小便而解"，后以甘凉善后。"传脾而湿重暑轻者"，先用温化清渗，使湿热从小便而泄，若热郁在胃肠之中，酌加枳实导滞丸、更衣丸等缓下之；邪既尽，滋养阴液以善后。这种暑、湿多少的辨治，对暑必兼湿又有了更进一步的认识。由于夏季暑热郁蒸，病邪性质和暑温病情十分复杂，故近代曹炳章《暑病证治要略》认为"病之繁而苛者，莫如夏月暑湿为最甚"。因此，汪昂的"暑必兼湿说"至今仍有重要的研究价值。

2.古代医家应用验案举例

（1）太守如夫人暑温

扬州太守如夫人，年及三十，平素脉弱，参术汤丸不辍。盛暑忽身痛发热，呕吐痰水，犹以平日之虚，召用补剂。及诊其脉，浮弦而细，对以非平常之虚，乃暑热伤气，复感风邪，暑风证也。须先治风，以葛根、藿香、二陈、砂仁、厚朴、生姜为用。一剂即汗出，发热身痛皆愈，少刻，手足痉挛，目珠上视，喘喝遗尿，身僵不语矣。署中惊畏，急复再召。脉则不浮，但弦细耳，神昏僵卧，但能咽药。因脉之细，乃气虚伤暑而卒中也。面垢遗尿，皆属暑病而非脱证。用古方消暑丸（半夏、茯苓、生甘草，姜汁糊丸）三钱，温胃涤痰，服药时许，即目开能语。继以香砂六君子汤，二剂而愈。（郑重光《素圃医案》）

评议：患者平素体虚，盛暑发病，症见身痛发热，呕吐痰水，脉象浮弦而细，即所谓"脉虚身热，得之伤暑"。诊为暑湿外感兼夹风邪，暑邪内蒸则发热，湿伤脾胃则呕吐痰水。治以葛根、藿香、砂仁，辛凉解表合芳香化浊，宣清暑邪；二陈、厚朴、生姜，苦温燥湿和胃，总体上药物对证。但由于平素体虚，仅服药一剂即汗出，风邪虽得散，暑湿未全清，看似发热身痛得以减轻，而气虚伤暑的病本并未消除，故又见手足痉挛，目珠上视，喘喝遗尿，身僵不语，面垢，脉细等，乃病情传变，由表入里，湿气不化之象。正如汪昂所谓"有昏不知人为中暑者""中暑为阴证"。正是暑少湿多之证。医家又以消暑丸治之。《医方集解·清暑之剂·消暑丸》称："此方不治其暑而治其湿，用半夏、茯苓行水之药，少佐甘草以和其中……使暑气、湿气俱从小便下降，则脾胃和而烦渴自止矣。《局方》取此名消暑丸，意甚深远，伤暑而头痛发热者，服此尤良。"病情缓解后，再以香砂六君子汤益气和中而愈。

（2）高姬暑邪内陷

高姬，年六十五，身热浃旬，神昏遗溺，气短耳聋，舌苔灰滞，此暑邪内陷之证。前方香豉、杏仁、石膏、知母非不清暑宣气，其如不及何？非《局方》至宝不能直达病所，驱邪外泄，更用清芳淡补之剂调其中，症虽危险，或可有效。先用灯心汤调进至宝丹两丸，续进栝楼皮一钱五分、橘红六分、通草六分、北沙参三钱、麦冬三钱、西瓜翠衣六分、鲜荷梗七寸、淡竹叶三十片。两服热减神清，已能起坐如圊，惟舌赤而思冷饮，暑毒尚未削尽，与凉解血热法：犀角五分、连翘心一钱、白金汁一小匙、通草七分、郁金一钱、滑石二钱。一服能下黑粪数枚，内陷之邪始解，继用生脉散调理而愈。（鲁兆麟，杨思澍，王新佩，等.二续名医类案.沈阳：辽宁科学技术出版社，1996：200.）

评议：患者因患暑温，但暑必兼湿，先用香豉、杏仁、石膏、知母等药，清暑化湿之力不足，故病情迁延，十余日而未能缓解。目前身热、舌赤神昏、遗溺，乃暑热内陷心营之象；身热不退、气短耳聋，是气阴已伤之征；舌虽赤而苔灰滞，是仍热蒸湿郁之象。故治疗方案应是清心开窍、益气养阴，兼化湿渗湿。用灯心汤调进至宝丹可以清心开窍，栝楼皮、橘红以化痰热，北沙参、麦冬以益气养阴生津，西瓜翠衣、鲜荷梗、通草、滑石解暑化湿渗湿。药证相应，故两服而症减。舌赤而思冷饮，是由暑温病久，营血之分余热未尽所致，正是暑多湿少之证，故再用犀角、连翘心、白金汁、郁金清心凉营解毒，但湿邪尚未尽化，故仍用通草、滑石淡渗利湿，使湿热从小便出。暑湿化尽，继用生脉散益气养阴善后。

思考题
1.汪昂提出"暑必兼湿说"的理论和经验依据是什么？
2."暑必兼湿说"的基本思想有哪些？
3.汪昂"暑必兼湿说"对后世温病学的发展有何影响？
4.后世温病学家吴鞠通、叶天士和王孟英对"暑必兼湿说"秉持何种态度？

（董昌武　陈雪功）

第七节　吴澄·外损致虚说

古代医家对虚劳的病因认识不断深化，但直至清代，对六淫等外邪致虚的病因学认识仍无深刻探讨，虚劳身热的治疗方法亟待补充。明清时期，不少医家在治疗虚损（又称虚劳）疾病时，"唯滋补是务"。在治疗虚劳病时往往真假不分、内外不辨，认为"滋阴降火"一法可治万变的疾病，致使不虚者变成虚，不损者变成损，形成了一种"病者喜之，旁之附之"的不良风气。吴澄精研医理、勤于临床、大胆实践、善于思考，著《不居集》，首创"外损致虚"理论和解托、补托两种治则，对虚劳病因学和治疗学的研究，以及艾滋病等现代虚损性疾病的研究都有重要的启示。

一、"外损致虚说"的基本内容

吴澄外损致虚说集中体现在《不居集》中，其基本思想可概括为以下4个方面。

1."外损"是虚损病因中的一种类型

所谓"外损"，即是指由六淫、痰积、食郁、失血、酒伤、外虫等外因长期侵袭，耗伤正气所导致的一类虚损疾病，即所谓"缠绵日久，渐及内伤，变成外损"。其病因、病机和治疗都不同于一般的内伤虚损。吴澄认为，拘泥于前人内伤致损和久虚成损说，轻视六淫、痰积、食郁、失血、酒伤、外虫等外因耗伤，专用滋阴降火，难免会虚其所虚，损其所损。《不居集·上集·卷之首·总旨》说："内伤类外感者，东垣既已发明于前矣，而外感之类内伤者，何自古迄今，竟无有详辨者焉，此亦虚损门中之大缺略事也。"《不居集·外损·外损总旨》认为"外损一症，即六淫之类虚损也。"

2.频感外邪，消耗气血，实为外损之关键

吴氏认为："频感外邪，消耗气血"（《不居集·上集·卷之十·附总论》）实为外损之关键。凡摄生不慎者，其未病之前，已先有一内伤虚损底子，如营卫虚亏、中气不足、思虑神耗、劳倦伤阴等之体，并经外感六淫，每易致损。与内损的不同点是，外损都有外邪的侵袭为特点，离开外邪，就不是外损。时行疫疠，来势凶猛，最易传染，若治疗不得法，迁延数月，必致真气大伤，而成外损。起居不慎，饮食不节，房事过度，邪气得以乘虚而入，伏陷不出，暂不发病，进而邪气渐深，终以虚损而变症病重。

3.外感之症与虚损之象并存，是外损辨证的要点

外损病症比较复杂，虚实互见，似外感而又不属外感，似内伤而又不像内伤。其临床特征为既有恶寒发热、头痛咳嗽等外感六淫的临床表现，又有困惫乏力、饮食无味、肌肤枯槁、骨腰酸痛、夜寐不安、神思不定、怔忡惊悸、失血等虚损的表现，病程缠绵难愈。单纯外感，"吉凶只在旬日之间"，而外损病往往"经年不愈"。

外损发热常兼有表证：如头痛恶寒、关节酸、咳嗽等。而内伤虚损寒热中，阳虚寒热则见面色苍白、畏寒肢冷、精神萎靡、腹痛腹泻、舌淡而胖、脉沉迟等。阴虚寒热则见颧红面赤、五心烦热、潮热盗汗、口舌生疮、大便干燥、咽干舌红、脉细而数等，但并无表证。

4.解托、补托两种治法，量正气强弱选用十三方

吴氏根据自己的经验心得，发明了"解托""补托"二法，并附自用得效方13首，以分治外损诸病。

解托：以和解达邪为主，用于感受外邪后素体不足而不任疏散者。解托6方用于内伤轻而外感重者：柴陈解托汤、和中解托汤、清里解托汤、葛根解托汤、柴芩解托汤、升柴拔陷汤，均以柴胡、葛根为主药。吴氏指出，"解托之妙，妙在葛根，味辛性凉，凉药遏表，惟葛根凉而能解；诸辛药皆燥，惟葛根之辛而能润"，而柴胡则"妙在升举拔陷"。二者合用，一提一托，可使外邪迅速达表而解。如风寒外束，则配荆芥、防风；里热盛则伍黄芩、连翘；呕恶有痰加半夏、川贝；头痛稍加白芷、川芎；气逆咳嗽加杏仁；小便不利加茯苓、泽泻、车前仁；气滞、食滞加山楂、藿香；初起而邪陷不出者，加升麻、前胡；营虚者，加当归等。柴陈解托汤治寒热往来、寒重热轻、有似虚劳寒热者；柴芩解托汤治寒热往来、热重寒轻、有似虚劳寒热者；和中解托汤治手足厥冷、恶寒渐沥、肢节酸疼、有似阳微者及口渴欲饮、舌上微苔、有似阴弱者；清里解托汤治蒸蒸烦热、躁闷喘渴、有似阳虚内热者；葛根解托汤治正气内虚、客邪外逼、有似虚劳各症；升柴拔陷汤治外感客邪、日轻夜重、有似阴虚者。

补托：以扶正达邪为要旨，用以正虚邪陷，不能托邪外出者。补托方共7首：益营内托散、助卫内托散、双补内托散、宁志内托散、补真内托散、宁神内托散、理劳神功散。营阴虚者用生地、熟地、当归、白芍、大枣；卫气虚者用人参、黄芪、白术、生姜；阳虚者加附子；劳心思虑、神志不宁者加丹参、远志、茯神；津液不足者加玉竹、麦冬；肝脾两虚者加首乌、桂圆肉；肾虚者加枸杞子、续断；脾胃虚弱，食少，泄泻者加山药、扁豆。在以上用药的基础上，兼用葛根、柴胡，则"补者自补，托者自托，而散者自散"。《不居集·上集·卷之十·吴师朗治虚损法》中吴氏补托方常用当归，认为它善解雪中之炭，是虚人外感要药。

二、"外损致虚说"的临床应用

1.羽翼东垣，充实了虚劳发热辨证论治的认识

李东垣重视脾胃，强调升发阳气；景岳擅用柴胡，重视护养精血，均为吴氏学术之本。吴氏强调：外邪当解，祛邪不可伤正；内虚当补，扶正不可恋邪。然当外实与内虚并存时，则时时顾护正气，须祛邪与扶正并用。"托法"就是要求在祛邪时应"回护元气"。祛邪为主，佐以扶正则为解托；扶正为主，佐以祛邪则为补托。吴澄曰："解托、补托二法，此治虚劳而兼外感，或外感而兼虚劳，为有外邪而设，非补虚治损之正方也。盖柴、葛之性能升能散，走肌达表，虽能托邪，然大泄营气，走散真阴；虽与参、芪、归、地同用，而阴虚水亏，孤阳劳热者，决非所宜。古人禁用，良有以也。"虽然，此特论虚劳而无邪热之人，非所论感外邪而兼有虚劳之证也。苟有外邪，而不兼一二提托之品，则邪何由透达？特揣摩此二法，制一十三方，以杜绝外损之源，殊非补养衰弱之意，此开手之治法也。《不居集·上集·卷之十·吴师朗治虚损法》中吴师朗的这些主张，可以说是在辨治外感和内伤同时出现的一类内科杂病时，对前代李东垣、张景岳等治疗虚劳身热方法的一种补充和发展。

2.吴澄应用验案举例

（1）吴奕绳翁内侄媳潮热咳嗽、吐痰咯血案

予治休邑雁塘吴奕绳翁内侄媳，溪边村女也。感冒风寒，潮热咳嗽，吐痰咯血。诸医皆以滋阴降火、童便等剂调理，半年不瘳。后迎予治，按其脉弦急且数；据其症：憎寒壮热，干咳不起。此风邪不清，类虚损症也。因初起失于清解，以致热郁不彻，误用滋阴降火之剂，又加童便，收敛降下之品太过，以致风寒郁而不解，故热而干咳无痰也。先用地仙散（地骨皮二线，薄荷叶、北防风各一钱五分，甘草梢、乌梅肉七分五厘），除乌梅，加桑叶，二剂，以退其热。再以竹沥、胆星开痰利气之味，以止其嗽。后以理脾药收功，改煎剂为丸，调理而痊。（《不居集·下集·卷之一·风劳》）

评议：此病者因外邪乘人体之虚而入，出现虚劳内伤的病理表现，前医误用滋阴降火之剂，遂成似损非损的外损病症，吴澄以扶正与祛邪兼顾，退热化痰利气止嗽，用解托之法治愈此外损症。

（2）汪又鸿兄咳嗽音哑案

竹林汪又鸿兄，喜食荤酒，又感风邪，咳嗽音哑。素有痰火，又外为风邪所乘，不得发越。其性躁急，见声哑、咳嗽、喉痛，诸医皆以为劳损，欲用滋降。余急止之曰：当润肺清热，化痰调气，以治其本；兼用解散外邪，以治其标，庶乎喉痛可除，声音可开。若

滋补则外邪愈束，而成风劳之症矣。先用畅郁汤，再以桔梗、甘草、瓜蒌霜、橘红、贝母、桑皮、地骨皮、葛根、山楂、前胡，四帖；复以紫菀、款冬花、杏仁、桑皮、贝母、半夏、甘草，两帖，而诸症顿除，声且晓晓矣。（《不居集·下集·卷一·风劳》）

评议：吴澄提出外邪当解，祛邪不可伤正；内虚当补，扶正不可恋邪。患者素有痰火，又外为风邪所乘，不得发越。所以不能纯以"劳损"而治，而要用治疗外损的解托法，祛邪为主佐以扶正，所以收效迅速，诸症顿除。

思考题

1.什么叫作"外损"？ 吴澄为何要提出"外损致虚说"？
2.吴澄的"外损致虚说"的基本思想有哪些？
3.如何应用"解托"与"补托"？
4.外损发热和阴虚发热的临床表现有何不同？

（王新智　陈雪功）

第八节　程国彭·八字辨证说

所谓的"八字"，就是指阴、阳、表、里、寒、热、虚、实八个字，它是现代所谓"八纲"的原形。从六经辨证到"八字辨证"的凝练，凝结着历代医家大量的心血。自《内经》将阴阳、虚实、寒热、内外等观念引入医学领域，张仲景又在伤寒热病的辨证论治中进行了具体应用。自宋代以后，众多医家在寻找具有普遍适用性的辨证方法方面，进行了不断的思考。如《景岳全书·传忠录》强调"阴阳"乃为医道之纲领，表、里、寒、热、虚、实"六变"是医中之关键，后人称景岳之论为"二纲六要"。新安医家程国彭著《医学心悟》在张景岳等医家认识的基础上，明确提出"八字辨证说"，对现代"八纲"辨证理论体系的形成作出了重要贡献，也是新安医家在中医辨证学领域里的重要学术思想。

一、"八字辨证说"的基本内容

程国彭"八字辨证说"主要反映在《医学心悟》"寒热虚实表里阴阳辨""医有彻始彻终之理""入门辨证诀"等多个篇章中。基本学术思想可以归纳为6点。

1.病有总要，诸病辨证纲领，皆不出寒热虚实表里阴阳"八字"

程国彭将辨证问题作为临床第一要义看待，《医学心悟》中专设"寒热虚实表里阴阳辨"一节，明确提出"寒热虚实表里阴阳"为诸病的辨证纲领。其曰："病有总要，寒、热、虚、实、表、里、阴、阳八字而已，病情既不外此，则辨证之法亦不外此。"《医学心悟·凡例》也说："凡病，不外寒、热、虚、实、表、里、阴、阳……约之则在指掌之中，推之可应无穷之变……"《医学心悟·医有彻始彻终之理》又说："或问曰：医道虽繁，何以得其要略而执简以驭繁也？余曰：……凡病之来，不过内伤、外感与不内外伤，三者而已。……至于变症百端，不过寒、热、虚、实、表、里、阴、阳八字尽之，则变而不变矣。"《医学心悟·伤寒主治四字论》亦曰:"其表里寒热,变化莫测,而总不出此八言以为纲领。"

2.辨寒热,全在口渴、饮食、神情、手足、小便、大便、脉象等七点

《医学心悟·寒热虚实表里阴阳辨》说:"一病之寒热,全在口渴与不渴,渴而消水与不消水,饮食喜热与喜冷,烦躁与厥逆,溺之长短、赤白,便之溏结,脉之迟数以分之。假如口渴而能消水,喜冷饮食,烦躁,溺短赤,便结,脉数,此热也。假如口不渴,或假渴而不能消水,喜饮热汤,手足厥冷,溺清长,便溏,脉迟,此寒也。"

3.辨虚实,全在汗液、胸腹、疼痛、新久、禀赋、脉象等六辨

《医学心悟·寒热虚实表里阴阳辨》说:"一病之虚实,全在有汗与无汗,胸腹胀痛与否,胀之减与不减,痛之拒按与喜按,病之新久,禀之厚薄,脉之虚实以分之。假如病中无汗,腹胀不减,痛而拒按,病新得,人禀厚,脉实有力,此实也。假如病中多汗,腹胀时减,复如故,痛而喜按,按之则痛止,病久,禀弱,脉虚无力,此虚也。"程国彭指出,辨虚实既要辨汗、辨脉,还要结合胸腹和疼痛的按诊、病程新久、体质的强弱等。

4.辨表里,要详审寒热、头痛、腹痛、鼻塞、口燥、舌苔、脉象

《医学心悟·寒热虚实表里阴阳辨》说:"一病之表里,全在发热与潮热、恶寒与恶热、头痛与腹痛、鼻塞与口燥,舌胎(苔)之有无,脉之浮沉以分之。假如发热恶寒,头痛鼻塞,舌上无胎(苔薄而少),脉息浮,此表也。假如潮热,恶热,腹痛,口燥,舌胎黄黑,脉息沉,此里也。"外感表证,必有发热恶寒、头痛、鼻塞,一旦化热入里,必见不恶寒反恶热或潮热,必见津伤口燥,必见胸腹症状,必见苔黄、脉沉。程国彭抓住了鼻窍表现、寒热类型、腹症有无、舌象与脉象特点,确实可以"执简以驭繁"。

5.别阴阳,既可统领表里寒热虚实,又包括真阴、真阳之虚

程国彭指出,阴阳为"八字"中之统领,如《医学心悟·寒热虚实表里阴阳辨》说:"至于病之阴阳,统上六字而言,所包者广。热者为阳,实者为阳,在表者为阳;寒者为阴,虚者为阴,在里者为阴。寒邪客表,阳中之阴;热邪入里,阴中之阳。寒邪入里,阴中之阴;热邪达表,阳中之阳。"但程国彭又认为,人身根本在于真阴真阳,真阴真阳之虚,又与阴阳统领之义不同,必须辨析。故其又曰:"而真阴、真阳之别,则又不同。假如脉数无力,虚火时炎,口燥唇焦,内热便结,气逆上冲,此真阴不足也;假如脉大无力,四肢倦怠,唇淡口和,肌冷便溏,饮食不化,此真阳不足也。"可见阴阳两字,既有统领之用,又有特殊内涵。

6.证情夹杂,须详审病机转化,证候疑似,要善于明辨真假

程国彭指出,证候还有单纯、相兼、夹杂、真假等复杂类型。如《医学心悟·寒热虚实表里阴阳辨》曰:"寒、热、虚、实、表、里、阴、阳之别,总不外此。然病中有热证而喜热饮者,同气相求也。……有热证而大便溏泻者,协热下利也。有寒证而大便反硬者,名曰阴结也。……有有汗而为实证者,热邪传里也。有无汗而为虚证者,津液不足也。有恶寒而为里证者,直中于寒也。有恶热口渴而为表证者,温热之病自里达表也。"甚则出现疑似真假,"有寒证喜冷饮,却不能饮者,假渴之象也。……有热证而手足厥冷者,所谓热深厥亦深、热微厥亦微是也。有寒证而烦躁,欲坐卧泥水之中者,名曰阴燥也。"

程国彭"八字辨证说"吸收了张景岳"阴阳篇""六变篇"等前辈的经验,将其融会

贯通，直揭"八字""纲领"，简明而又面面俱到，全面而又提纲挈领，明白流畅，极易应用，堪称前无古人。

二、"八字辨证说"的临床应用

1. "八字辨证说"是现代中医"八纲辨证"的先声

程国彭《医学心悟》"病有总要""总不出此八言以为纲领"的认识，受到后世医家的高度重视，成为公认的辨证纲领。在《医学心悟》传世10年之后，新安医家吴谦在《医宗金鉴·凡例》中也强调："证候转变，难以尽言，而其要不外阴、阳、表、里、寒、热、虚、实八者而已。是集凡论一证，必于是八者反复详辨，故谓之心法。"至此，八纲辨证完全形成并趋于完善。并随着这部"权威"的"皇家教科书"而进一步推广。

至20世纪40年代末，祝味菊先生总结"八字"，首次改称为"八纲"。其《伤寒质难·退行及恢复期篇》云："所谓八纲者，阴阳、表里、寒热、虚实是也。""夫病变万端，大致不出八纲范围，明八纲，则施治有所遵循，此亦执简御繁之道也。""八字辨证说"也是治法、处方、用药的总则。《内经》所谓"寒者热之，热者寒之""实者泻之，虚者补之""其在皮者，汗而发之"等，都是对治法的论述。"辛甘发散为阳，酸苦涌泄为阴"，则是对药物性质的基本概括。《神农本草经》中"疗热以寒药""疗寒以热药"等认识，使得治法更有针对性。历代以来，辨证的方法不断增多，但方剂和药物的阴、阳、寒、热、温、凉、补、泻之性则是一定的。各种辨证方法，均以"八字"为最终归属，各种药物的选用，都必须审其"八字"属性，脱离"八字"，将无从制方遣药。

2. 程国彭应用举例

（1）传授"八字辨证"的具体方法和程序

程国彭创造了一套系统的"八字辨证"具体运用方法，将理论和临床密切的结合起来，使初学者易于掌握应用。如《医学心悟》中的"入门辨证诀"，就演示了一套应用八字辨证的方法和具体程序。其曰："凡看证之法，先辨内伤、外感，次辨表里，得其大概，然后切脉、问症，与我心中符合，斯用药无所不当。口鼻之气可以察内伤、外感。身体动静可以观表里。口鼻者，气之门户也。外感，则邪气有余，邪有余，则口鼻之气粗，疾出疾入；内伤，则为正气虚弱，正气虚则口鼻之气微，徐出徐入。此决内外之大法也。动静者，表里之分也。凡发热，静而默默者，此邪在表也；若动而燥，及谵语者，此邪在里也。而里证之中，复有阴阳之分，凡病人卧，须看其向里、向外睡，仰睡、复睡、伸脚、蜷脚睡。向里者阴也，向外者阳也；仰者多热，复者多寒；伸脚者为热，蜷脚者为寒。又观其能受衣被与否。其人衣被全复，手脚不露，身必恶寒，非表证即直中矣；若揭去衣被，扬手露足，身必恶热，既恶热，邪必入腑矣。此以身体动静并占其寒热也。然又有阳极似阴，其人衣被全复，昏昏而睡；复有阴极似阳，假渴、烦躁，欲坐卧泥水中。此乃真热假寒、真寒假热之象，尤不可以不辨。"这种先以口鼻之气辨外感、内伤，再以动静姿态辨其表里、寒热、阴阳之"大概"，然后结合脉诊，再结合症状表现，彻底辨清八字的过程，可称程国彭"八字辨证程序"，且易教易学，堪称临证经验之谈。

（2）指出外感、内伤"八字辨证"的要点有区别

程国彭认为，伤寒热病，必须从辨别"表里寒热"着眼。如《医学心悟》专立"伤寒

主治四字论",其曰:"伤寒主治四字者,表、里、寒、热也……予更即表、里、寒、热四字,举八言以概之,任伤寒千变万化,总不出此。夫伤寒症,有表寒,有里寒,有表热,有里热,有表里皆热,有表里皆寒,有表寒里热,有表热里寒……伤寒变证,万有不齐,而总不外乎表、里、寒、热四字。其表里寒热,变化莫测,而总不出此八言以为纲领。予寝食于兹者,三十年矣。得之于心,应之于手,今特指出而发明之,学者其可不尽心乎!"

内伤杂病辨清"虚实寒热"则更为重要。杂病总属里证,而阴阳偏盛偏虚,必有寒热之化,气血痰湿食之伤,总有虚实之变,辨清寒热则阴阳自明,辨清虚实则论治有据,故程国彭诊治内伤杂病,强调"虚实寒热"四字。如《医学心悟·腹痛》说:"寻常腹痛,全在寒热、食积,分别详明为主。凡腹痛乍作乍止,脉洪有力,热也……若嗳腐吞酸,饱闷膨胀,腹中有一条杠起者,是食积也……若腹痛绵绵不减,脉迟无力者,寒也……寒证亦有实痛者,热证亦有虚痛者,如寒痛兼食,则为实矣,协热久痢,则为虚矣。凡看症之法,寒热虚实,互相辨明,斯无误也。"

思考题

1. 程国彭的"八字辨证说"有何历史和经验依据?
2. "八纲辨证"对后世辨证学的发展有何影响?
3. 程国彭是如何传授"八字辨证"具体应用经验的?
4. 程国彭"八字辨证说"中"阴阳"二字有哪些具体内涵?

(黄金玲　陈雪功)

第九节　程国彭·医门八法说

清代以前对"治法"的认识并不一致,或名实不符,或过于简单,或过于繁杂,或法与方混淆,以至众说纷纭。程国彭博采众家之说,结合临床经验,以"数十年来心领神会,历试而不谬者",全面系统地阐发了"医门八法",从此规范了中医治法理论体系。"医门八法说"堪称是新安医学独家创造之新说。

一、"医门八法说"的基本内容

程国彭"医门八法说"集中反映在其著作《医学心悟》中。主要精神可以概括为以下9个方面。

1.一法之中,八法备焉,八法之中,百法备焉

《医学心悟》"医门八法"开篇即说:"论病之原,以内伤外感四字括之。论病之情,则以寒、热、虚、实、表、里、阴、阳八字统之。而论治病之方,则又以汗、和、下、消、吐、清、温、补八法尽之。"明确说明治病必须先辨内伤外感、再以八字辨证,而后确定治法,依法制方遣药,即可应变无穷。正如"医门八法"所说:"盖一法之中,八法备焉。八法之中,百法备焉。病变虽多,而法归于一。此予数十年来,心领神会,历试而不谬者,尽见于八篇中矣。"

2.风寒客表，法当汗之，把握宜忌，不可过汗

"医门八法"指出，汗法的适应证是风寒表证，即所谓"头痛发热而恶寒，鼻塞声重而体痛，此皮毛受病，法当汗之"。但气虚发热、阴虚发热、伤食发热，痰喘肢冷、脚气肿胀、内外脓疡、损伤瘀血、温热诸病等虽有寒热，皆非风寒表证，均不可使用汗法。即便外有风寒表证，而又见心下或脐旁动悸、四肢厥冷、脉象微弱、咽燥口渴等，皆不可发汗。失血未止、小便淋痛、月经来临而发热恶寒者，亦非表邪所致，亦不可发汗。

对于既有表证又有兼证者，可以变通应用汗法，如其云："补中发汗……养阴发汗……清凉发汗……温经发汗……消导发汗……感轻而体虚者，汗之宜轻……凡用汗法，只须对症，不必过重……随时、随证，酌量处治往往有验。""若误汗之，变证百出矣。"

3.半表半里，惟有和法，寒热、虚实、润燥、兼并，和法无穷

"医门八法"指出，伤寒之病，"其在半表半里者，惟有和之一法焉。""病当耳聋胁痛，寒热往来之际，应用柴胡和解之。"但具体用药时，必须注意四个问题。一是"寒热之多寡"："用药须与之相称……否则……病益增剧。"二是"体质之虚实"：体虚气弱之人，须加补气之药，"自然得汗而解"。三是"脏腑之燥湿"："津液未伤，清润之药不宜太过……津液渐少，则辛热之药可除。"四是"邪气兼并"情况：兼表邪者加表药，兼里热者加清热之药。和法极为灵活，"有清而和者，有消而和者，有补而和者，有燥而和者，有润而和者，有兼表而和者，有兼攻而和者。则和之义则一，而和之法变化无穷焉"。

4.病邪在里，下之则已，辨证应用，才能把握深浅

"医门八法"指出，"病在里，下之则而已"。但又指出，下法要知病之深浅、缓急、禁忌，要分便、溺、蓄血何者不通，灵活运用，才能邪去正安。如伤寒阳明腑实，皆当急下。但若表证未解，或燥屎未结，皆不可下，"若误下之，变证蜂起矣"。对"正虚邪盛，最难措手"之证，可用"委曲疏通"之法：或用清法，或用润法，或以泻下轻剂少少和之，或先补后攻，或暂攻随补，或攻补并行。对于高年、久病、产后、津伤亡血而大便不通的杂病，可用养血润燥、多液多汁润肠之药，亦能达到"委曲疏通"的目的。燥屎、水结、蓄血等轻重、深浅不同，下法也不同，皆要斟酌清楚。但亦不可"视下药为畏途"，及时准确的应用下法，才不致贻误病机。

5.去其壅滞，当用消法，把握虚实、时机、病位，不致诛伐无过

"医门八法"认为，去除病理性产物，必须使用消法。即所谓"脏腑、经络、肌肉之间，本无此物而忽有之，必为消散，乃得其平"。消法必须注意五点。一是气、血、痰、食病原不同，消法不同。二是气虚、阳虚、脾虚、肾虚、血枯等皆不可用消法。三是消法必须抓住时机。其云："及时消导，俾其速散，气行则愈耳。倘迁延日久，积气盘踞坚牢，日渐强大，有欲拔不能之势，虽有智者，亦难为力。"四是消积磨癥，要明"初、中、末三法"。早期，可先消后和。稍久，则攻补并行。肿块消及其半，但调补气血，则积块自消。五是消法须明病位。皮、肉、筋骨，各有深浅，用药要直达病所，不能诛伐无过。程国彭也强调，病理性产物的消除是十分复杂的，故消法"变化曲折，较他法为尤难"。

6.邪阻胸咽，当用吐法，详查虚实，因人而吐，变通应用，神化莫测

"医门八法"说："吐者，治上焦也。胸次之间，咽喉之地，或有痰、食、痈、脓，法当吐之。"如缠喉、锁喉等咽喉胀闭危症、食停胸膈、痰阻清道等皆可应用吐法。但也指出，一要查其人之虚实：虽有可吐之症，但病势危笃、老弱气衰、体质素虚、脉息微弱、妇人新产、亡血之证，以及心下、脐旁动悸或冷汗不止者，均不可吐。二要查其人之性情：凡性情刚暴，不守禁忌，不能调息静养之人，亦不宜使用吐法。

对于既有邪阻胸咽，又有体虚、病危者，可用应证汤药，灌后探吐，随吐随灌，则病邪渐去。如中风入脏、痰热蒙闭、颈疽内攻、风热不语、中暑不醒、中恶不醒、梦魇不醒、自缢不醒、喉闭喉风等，用"因证方药，随药取吐，不吐之吐"的变通治法，可"尽其神化莫测之用"。

7.脏腑有热，当用清法，虚实真假、外感内伤，因人因证，清法不同

"医门八法"指出："清者，清其热也。脏腑有热，则清之。经云：热者寒之是也。"使用清法强调四点：一是注意火的虚实、真假。实热无疑者，急当清之。若是气虚、阴虚、血虚、虚阳上浮、真寒假热等，却不可妄用清法。二是外感与内伤清法有别。外感者，有清散、清补、清利、清下、清润之分。内伤者，有郁火、气虚、血虚、阴虚、阳虚发热之证。"盖外感之火，以凉为清。内伤之火，以补为清也。"三是清法要因人而异。壮实之人，清热药量可稍重；"若本体素虚……既有热证，亦宜少少用之。"四是清法要因证而宜。大热之证，剂量要大；微热之证，剂量宜轻，"此清之贵量其证也"。

8.寒邪侵袭，必用温法，因人、因证、因时，温要得法，切勿太过

"医门八法"云："温者，温其中也。脏受寒侵，必须温剂。"如伤寒初起，温散即除，寒湿痛痹，亦当温散，寒邪直中三阴，必须温剂。但伤寒邪已入里、真热假寒之候、火郁之证而恶寒、湿热胀满而肤冷、中暑脉虚而自汗、燥伤肺气而痿软、阴虚脉数而吐血等，皆不宜温法。程国彭强调，用温必须得法。甘温之药为温存之温，如煦和之日，药性平和；辛热之药，如燥烈之日，应防寒退热生。温法一量其人：阳气素虚之人，温剂宜重，平素火旺之人，温药宜轻，病退则止。二量其证："桂枝下咽，阳盛则殆，承气入胃，阴盛以败。"寒之重者，温药宜重；寒之轻者，温药宜轻。三量其时：盛夏之时，温剂宜轻；时值隆冬，温剂宜重。但有是证，用是药，又不可过分拘泥时令。

9.虚者补之，气血、寒热、开合、缓急、五脏、根本，补法不同

"医门八法"说："补者，补其虚也。"程氏强调，当补不补，就会贻误病机，不能等到正气耗竭再补。其曰："以假补真，必其真者未曾尽耗丧，庶几有效。若先天祖气，荡然无存，虽有灵芝，亦难续命。"

补法必须注意五点。一是补法当分气、血、寒、热：气虚者，四君子汤为祖方，血虚者，四物汤为祖方，还当分偏寒偏热。但失血过多，则"无分寒热，皆当补益……盖有形之血不能速生，无形之气所当急固"。二是补法当有开有合：补为合泻为开，"补正必兼泻邪，邪去则补自得力"。如用参、芪，必加陈皮；如用熟地，则配泽泻，皆属有开有合。三是补法当知缓急："极虚之人，垂危之病"必得大剂峻补。病邪未尽，元气虽虚，则宜缓补。体质素虚，无大寒大热，只宜平和之药。四是补法当分五脏："损其肺者，益其气，损其心者和其荣卫"之类为正补法。"肺虚者补脾，土生金也。脾虚者补命门，火生土也"之类，为相生补法。五是补法当知根本：真阴、真阳，为气血之母，补肾，则先天根本固。补脾胃，则后天根本固。

二、"医门八法说"的临床应用

1.构建了中医治法学体系的新模式

程国彭"医门八法"做到了"依证立法""依法选方""繁简得宜"，使中医治法得到规范和充实。"医门八法"一经发明，后世医家即奉为圭臬，今人又在其基础上加以补充，将理气、活血、化痰、祛瘀、除湿、利水等具体治法融会于八法之中，使治病方法更加符合临床实际。

近几十年，八法的临床应用研究极大地丰富了中医学的现代内涵。如下法广泛地用于外感热病、上消化道出血、尿毒症、急性胰腺炎、胆囊炎、阑尾炎、肠梗阻、子宫外孕、产褥便秘等内、外、儿、妇科等各科疾病的治疗；和解法可被广泛用于传染病，消化系统、心血管系统、泌尿生殖系统疾病及过敏性疾病等；温法主要用于心血管系统、神经系统、消化系统、免疫系统疾病及消炎镇痛、抗衰老等方面，可治慢性胃肠疾病、休克、骨结核、淋巴结核、血栓闭塞性脉管炎、雷诺病、病态窦房结综合征等疾病；消法可用于消除临床上出现气、血、痰、食、水、虫等凝结积聚的病证，可用于食积、小儿疳积、气滞血瘀痰凝之瘿瘤、瘰疬、积聚、痕，痰凝水停之水肿、臌胀，热壅血瘀痰凝之疮痈肿块及虫证等。

2.程国彭应用方法举例

（1）汗法治疗冬月伤寒及春、夏、秋三时感冒

《医学心悟》加味香苏散：紫苏叶一钱五分，陈皮、香附各一钱二分，甘草七分，炙荆芥、秦艽、防风、蔓荆子各一钱，川芎五分，生姜三片，上锉一剂，水煎温服，微覆似汗。

程国彭曰："有汗不得服麻黄，无汗不得服桂枝。今用此方以代前二方之用，药稳而效，亦医门之良法也。不论冬月正伤寒，及春、夏、秋三时感冒，皆可取效。"

"前证若头脑痛甚者，加羌活八分，葱白二根。自汗恶风者，加桂枝、白芍各一钱。若在春夏之交，惟恐夹杂温暑之邪，不便用桂，加白术一钱五分。若兼停食，胸膈痞闷，加山楂、麦芽、卜子各一钱五分。若太阳本证未罢，更兼口渴、溺涩者，此为膀胱腑证，加茯苓、木通各一钱五分。喘嗽，加桔梗、前胡一钱五分，杏仁七枚。鼻衄，或吐血，本方去生姜，加生地、赤芍、丹参、丹皮各一钱五分。咽喉肿痛，加桔梗、蒡子各一钱五分，薄荷五分。便秘，加卜子、枳壳。若兼四肢厥冷，口鼻气冷，是兼中寒也，加干姜、肉桂之类，虽有表证，其散药只用一二味，不必尽方。若挟暑气，加入知母、黄芩之类。干呕、发热而咳，为表有水气，加半夏、茯苓各一钱五分。时行疫疠，加苍术四分。梅核气证，喉中如有物，吞不入，吐不出者，加桔梗、苏梗各八分。妇人经水适来，加当归、丹参。产后受风寒，加黑姜、当归，其散剂减去大半。若禀质极虚，不任发散者，更用补中兼散之法。"（《医学心悟·伤寒六经见证法·太阳经证》）

评议：外感风寒表证，程氏以汗法治之，即其所谓"皮毛受病，法当汗之"之义。然考虑顾护正气，达到祛邪而不伤正的目的，故创加味香苏散。其方药性平和，以代麻、桂二方治外感风寒初起。方中云，"虽有表证，其散药只用一二味，不必尽方""微覆似汗"等，确实体现出其"凡用汗药，只须对证，不必过重"的指导思想。具体运用时，例举17种加减法，体现出在既有表证又有兼证时，可"随时、随证、酌量处治"的汗法变通原则。17种加减法中，有消导发汗，清凉发汗，温经发汗，宣肺发汗，凉血发汗，化饮发汗，理气发汗，养血发汗，补中发汗等多种治法，正所谓"一法之中，八法备焉"。加味香苏散的具体用法，堪称是体现程国彭变通运用汗法的典型。

（2）和法治疗左胁痛

《医学心悟》柴胡疏肝散：柴胡、陈皮各一钱二分，川芎、赤芍、枳壳（麸炒）、香附（醋炒）各一钱，甘草（炙）五分，水煎服。

程国彭曰："唇焦口渴，乍痛乍止者，火也，加山栀、黄芩。肝经一条杠起者，食积也，加青皮、麦芽、山楂。痛有定处而不移，日轻夜重者，瘀血也，加归尾、红花、桃仁、牡丹皮。干呕，咳引胁下痛者，停饮也，加半夏、茯苓。喜热畏寒，欲得热手按者，寒气也，加肉桂、吴茱萸。"（《医学心悟·三卷·胁痛》）

评议：左胁疼痛，用柴胡疏肝散，正程国彭所谓"耳聋胁痛"当用和法之义。而和法的运用，还要考虑"寒热之多寡""体质之虚实""脏腑之燥湿""邪气兼并"等不同情况，才能变化无穷。在柴胡疏肝散治疗左胁痛的具体运用中，程钟龄列举出5种加减法，兼火邪盛者，加清热药。兼寒气者，加温热药。兼饮食停积者，加消导药。兼瘀血者，加活血化瘀药。兼停饮者，加化饮之药。正体现出程钟龄所谓"有清而和者，有消而和者……有兼攻而和者。则和之义则一，而和之法变化无穷焉"的基本思想。

思考题

1. 程国彭创说"医门八法"的基本思想有哪些？
2. 程国彭"医门八法说"对中医治法学有何贡献？
3. 举例说明程国彭是如何灵活应用八法的？
4. 举例说明程国彭是如何阐发"一法之中百法备焉"的？

（吴元洁　陈雪功）

第十节　郑梅涧父子·养阴清肺说

从清·乾隆十二年（1747年）以后，白喉在我国先后发生了多次大流行，但清代以前中医界既无论治白喉的指导性理论，亦无成熟的经验。新安医家郑梅涧、郑枢扶父子，勇于实践、大胆创新，根据自己的临床经验，结合家传秘法，著《重楼玉钥》《重楼玉钥续编》《喉白阐微》等喉科专著，在中国医学史上，首次明确地提出了白喉（白缠喉、白腐）病名，总结出白喉的病因、病机及治法。提出著名的养阴清肺说，对后世白喉和其他喉科疾病的辨证论治产生了深远的影响。

一、"养阴清肺说"的基本内容

1.病在肺肾、阴虚燥热是白喉的病因、病机

郑氏父子认为，白喉是由肺肾阴虚，感受燥邪所致。《重楼玉钥·梅涧医语》说："此症属少阴一经，热邪伏其间，盗其肺金之母气，故喉间起白，缘少阴之脉循喉咙系舌本……若服药后，白反蔓延呛喉，是邪伏肾经，肾阴已伤，元气无以送邪，即不治矣。"其后，郑枢扶又作了发挥，如《重楼玉钥·又论喉间发白治法及所忌诸药》说："此症发于肺肾，凡本质不足者，或遇燥气流行，或多食辛热之物，感触而发。初起者，发热或不发热，鼻干唇燥，或咳或不咳，鼻通者轻，鼻塞者重，音声响亮气息调匀易治，若音哑气急即属不治。"

郑枢扶所著《喉白阐微》，对白喉从病因、病机、病证、治疗、药物宜忌又进行深入的论述。《喉白阐微·自序》说："推其致病之由，总不外乎六淫之气，而六气之中惟燥之为病，其治之也难。"在"肺受燥论"中又论道："值天时燥气之令，凡感召即从鼻入，而肺先受之，轻则发咳不已，重则发为白腐也。""其燥之轻者，发于喉亦轻，若燥甚者，其白渐蔓于喉，及缠满肺系。"郑枢扶强调，小儿肺肾阴虚，阴水不足，故更易患白喉虚燥之病。

2.白喉忌表，咽喉诸症皆不宜轻易使用表散

"白喉忌表"是郑梅涧父子治疗白喉的经验发明。白喉多发病于秋末冬初季节，郑梅涧和郑枢扶指出，白缠喉（白腐、白喉）与其他一般外感不同，不可因为疾病初起，有发热、咳嗽、鼻塞等表证之象而妄施表散之药，以免耗伤肺肾之阴，导致病情加重。如《重楼玉钥·又论喉间发白治法及所忌诸药》中就明确提出："如有内热及发热，不必投表药，照方（养阴清肺汤）服去，其热自除。"并开列出"喉间起白所切忌药味"说："麻黄（误用音哑，不可救），桑白皮（肺已虚，不宜泻），紫荆皮（破血，不可用），防风（不可用），杏仁（苦降，更不宜），牛蒡子（能通十二经，不可用），山豆根（不可用），黄芩（过清凉），射干（妄用即哑），花粉（不可用），羌活（过发表，切不可用），桔梗（肺虚，不宜升），荆芥（不可用）。"郑梅涧父子更进一步告诫：除"暂受风寒喉痛"可以稍稍辛散之外，"凡咽喉诸症，切不可发表，虚症不宜破血"。白喉忌表之说，对后世白喉论治起到了重要的指导作用。

3.实践验证，养阴清肺是治疗白喉的基本法则

郑梅涧、郑枢扶父子经过了一个长时间的实践验证，最终确定养阴清肺是治疗白喉的基本法则。郑梅涧在早期治疗白喉时，主要使用紫正地黄汤去紫荆皮、茜草二味。但也指出服药之后，亦有病情发展，"白反蔓延呛喉"，转为不治者。郑枢扶又做了精心的研究，改变了"紫正地黄汤去紫荆皮、茜草"法，创制了养阴清肺汤。如《喉白阐微·自序》说："予自庭训以来，日究岐黄，盖亦四十余年矣……见小儿喉白一证，五七日而毙者，不可胜计，急思所以拯治而安全之，启无良方以生之乎？……因而与既均三弟朝夕讨论，必求其极而后疑析，于是恍然而得之曰：金被火烁，水失其源，使非探其本而治之，何以生其津，救其液，而俾枯者润，涸者泽耶，爰立金从水养一法，二十年来，活者甚多。"《重楼玉钥·又论喉间发白治法及所忌诸药》也说："余与既均三弟疗治以来，未尝误及一人，生者甚众，轻治之法不外肺肾，总要养阴清肺兼辛凉而散为主。"从郑梅涧治白喉用"紫

正地黄汤去紫荆皮、茜草"法，到郑枢扶治白喉用"养阴清肺兼辛凉而散"法，乃两代人的经验结晶。

4.创制养阴清肺汤，成治疗白喉的基本方剂

养阴清肺汤是由郑枢扶与其三弟既均共同研究所拟订，首见于郑枢扶增加按语的《重楼玉钥·又论喉间发白治法及所忌诸药》。其曰："养阴清肺汤：大生地二钱、麦冬一钱二分、生甘草五分、元参钱半、贝母八分（去心）、丹皮八分、薄荷五分、炒白芍八分，不用引。质虚，加大熟地，或生熟地同用；热甚，加连翘，去白芍；燥甚，加天冬、茯苓。如有内热及发热，不必投表药，照方服去其热自除。"并提出，体质素虚者加大熟地，与生熟地并用，以加强补虚养阴、增液润燥之效。若热甚则去敛滞之白芍，另加连翘以清热解毒。若鼻干唇燥较甚加入天冬以滋肾润肺，入茯苓健脾生津。

郑枢扶在《喉白阐微》中又对养阴清肺汤的应用方法作了更细致的阐述。如"主治方论"指出，凡喉白初起以导赤散加减治之，无不获效。三四剂后，如"质弱正虚，喉白脱而未净，或热未除，虚里跳动（注：可能心肌已受损害）及大便未解，总用养阴清燥法，自渐痊矣"。导赤散（大生地二钱、大麦冬二钱、赤芍八分、丹皮八分、生甘草五分）可被称之"养阴清肺之轻剂"，因喉白初起，肾水不足，下焦阴火上承，必先合乙癸之治，导赤散用地黄，清而能补，直达下焦，培肾水之不足，则伏火自降。佐麦冬以清肺，壮水以润燥。而赤芍、丹皮、生甘草泻火滋阴。全方亦有滋阴润燥之功。若肺肾阴虚进一步不足，则用养阴清肺汤，方改赤芍为白芍，加玄参、贝母、薄荷，更加强了"养阴清肺兼辛凉而散"的功效。实践证明，养阴清肺汤的确是一张治疗白喉的效方，在中医药治疗传染病的历史上写下了新的一页。

二、"养阴清肺说"的临床应用

1.奠定了中医药防治白喉的理论和经验基础

自郑梅涧《重楼玉钥》首载白喉及养阴清肺说，成为中医界治疗白喉的先声。随后50余种白喉专著相继问世。后世各家均遵郑梅涧"养阴清肺"之法。清代以来，几乎所有白喉专著，无不以郑氏父子有关白喉的学术发明为立论起点，而又作多方发挥，从而使白喉的辨证论治体系渐趋完善。在白喉抗毒素问世之前，郑氏养阴清肺汤治疗白喉可谓功不可没！

在临床应用中，人们也逐渐发现，养阴清肺汤在治疗秋冬季节燥证方面，也有良好的疗效，可以用来治疗秋季燥邪所导致的诸多病症。同时，根据中医"异病同治"的原则，只要辨清"阴虚肺燥"病机，抓住口鼻干燥、干咳无痰、日久难愈等主症，其他疾病中出现肺系燥证者，皆可辨证选用。

临床上对于肺系病症，如久咳不愈、扁桃体炎、咽喉炎、支气管炎、肺炎、支气管扩张、肺结核、肺癌、鼻咽癌等病，凡属阴虚火旺，出现"虚燥"证候，皆可以养阴清肺汤化裁应用。养阴清肺汤的创制，是对中医方剂学的贡献，成为继喻昌著《医门法律》"清燥救肺汤"之后的又一张名方。

2.应用验案举例

（1）沙溪农人之子白喉案

辛巳秋，七月，徐村沙溪农人之子，甫四岁。喉痛白烂，初往东山某医服药二剂，不效。继而复往，某见喉烂更甚，即转荐岩镇某医服药三剂，亦不效，势险甚。急来求予。予曰：音哑喘促，脱在旦夕，辞以不治。伊曰：今早往吕仙求签，命速至南园（南园喉科）医治，勿却可也。予曰：误服表散，肺气损伤，非参莫救。伊曰：此言诚是也。即往揭田汪坤载翁家，商得高丽参三钱，携来求定一方。予曰：此参颇好。遂用高丽参八分、熟地六钱、生甘草五分、炒白芍六分、寸冬一钱二分、怀山药一钱、海头米（粳米）二钱，嘱服一剂。次早复诊，欣然来曰：真仙丹也。喘定痛减，米粒亦进。予曰：药效不必加减。连服六剂而痊。（郑枢扶《喉白阐微》）

（2）许姓之子白喉案

南河山根许姓之子，八岁。喉痛白烂，初就柘林某医服药二剂，病剧。音哑痰鸣喘促，举家抱急，因另往某名医处求治。某怒曰：此证万无生理，速回家，迟则不及待矣。其父含泪赶归，家人大哭。邻闻之曰：往南园诊治，其得生乎。急来求余，时已过酉。予曰：来何晏也。伊以实告。予曰：损其肺者益其气。日前沙溪一孩童，患证同此，用参获效，子亦得有此乎？伊曰：郡中毕某与之契好有年，往商之必无吝啬，请速举方。予即以人参五分、熟地六钱、炒白芍六分、寸冬一钱二分、生甘草五分、怀山药一钱、海头米（粳米）二钱，嘱服一剂。次早欣欣然来曰：昨夜服药后，少顷就睡，至亥醒来喘定，食粥一盅。予曰：此生机也，嘱将原方再服。第三日复诊，伊曰：喉白顿减，声音亦开，但无复觅参奈何。予即以道地纹党参馈之。每剂二钱。越三日，伊桥梓登门叩谢曰：再生之德，无以为报。二人感激而去。（郑枢扶《喉白阐微》）

评议：《重楼玉钥·又论喉间发白治法及所忌诸药》中就明确提出"如有内热及发热，不必投表药，照方（养阴清肺汤）服去，其热自除"。郑氏认为此二例皆为白喉初起，误用发散解表剂，导致肺气损伤，而出现喘促、音哑等症状，故以补气、养阴、润燥为治则，方用养阴清肺汤加减，方中人参补益肺气，退无根浮游之火；熟地甘温微苦，大补气血，滋培肾水，益真阴，得甘草则能开胃进食；白芍酸而微苦，性颇寒，气薄于味，敛降多而升散少，为肺脾行经药，固腠理，退虚热，消痈肿；寸冬甘苦而寒，肺肾之药，清金降火，壮水之主；山药甘平而淡微涩，益肾涩精；粳米、甘草合土之德，有和有缓，有补有泻，祛热邪，坚筋骨。全方共奏养阴清肺之功，故能转危为安。

思考题

1. 郑梅涧父子所创"养阴清肺说"的基本思想有哪些？
2. "养阴清肺说"的历史贡献是什么？
3. "养阴清肺说"在现代临床上有何应用价值？
4. 养阴清肺汤的方药组成有何特点？

（赵　军　陈雪功）

第三章　新安医家理法方药发挥

新安医家在元气学说、运气学说、诊断理论、脾胃理论、方药理论、瘟疫治法、杂病治法等理、法、方、药各个领域，均有独到的学术思想和临床诊疗心得。学习这些理法方药发挥，可以开拓思路，加深对一些中医学术问题的理解，更好地指导辨证论治。

第一节　元气不足生百病

《难经》首次将古代的哲学概念——"元气"引入医学并与"原气"并称。李东垣最先将真气、元气、原气、胃气视为同类，并提出"内伤脾胃，百病由生"的观点。罗周彦则是一位发挥元气学说最为系统的新安医家，其《医宗粹言》从先天、后天、元阴、元阳等方面对元气的基本内涵进行系统论述，并提出"元气空虚致生百病"的命题，成为明代元气学说盛行以及张景岳等后世医家进一步阐发元阴、元阳理论的先声，其基本内容如下。

1.元气有元阴、元阳之分，水为元气之体，火为元气之用

罗周彦最早将元气分为元阴、元阳两类，并指出，元气犹如太极，有体、有用，有阴、有阳。如《医宗粹言·元气论》指出："人之元气一太极也，太极动而生阳，静而生阴，阳动则为火，阴静则为水。水者精也，精者，元气之体所以立也。火者神也，神者，元气之用所以行也。"强调元气有阴阳两类，既有物质基础，也有功能属性。

2.元气有先天、后天之分，附藏部位不同，功用不同

罗周彦认为先天、后天之元气皆属"天赋自然"。但禀受于父母者为先天，先天之元气由无形肇生五行（五脏形体等）。先天元阴本体深藏于左肾，先天元阳附藏于右肾命门，两者之用皆默运、发见于精神、心神之内，视听言动、一身运用与之相关。发生于"受生之初"者为后天，禀母亲脾胃之谷气以滋养，附藏于脾胃之中。后天元阴化生有形之荣血，后天元阳化生有形之卫气。正如《医宗粹言·元气论》指出，"肾命门为元气之根而居于至阴之下……此先天之元气也……先天元气由无形以肇生五行"；后天元气"惟受生之初，即禀母脾胃之谷气以全其真""夫后天元气之阴者，即我自己所化有形荣血之母气……其体附藏于脾胃之中""夫后天元气之阳者，即有形卫气之母也……其体附藏于脾胃之中"。

3.元气与脾胃谷气不同，但先、后天元气都赖脾胃谷气以充养

罗周彦指出：先天元气需要母亲脾胃谷气的充养才能发挥其肇生五行（脏腑形体）的功能；后天元气需要母亲和自己的脾胃谷气充养，才能化生有形的荣血和卫气。如《医宗粹言·元气论》说："后天阴阳有形之气又何以别之？惟受生之初，即禀母脾胃之谷气以全其真。及有生之后，复借乎己脾胃之谷气以养其形。是脾胃之谷气实根于先天无形之阴阳，而更为化于后天有形之气血也。……脾胃之谷气又统为阴阳气血之所充养。"元气并非脾胃之气，两者既有区别又有联系。

4.元气空虚致生百病，先天、后天之病有所不同

李东垣《内外伤辨惑论》认为元气是"胃气之异名"，提出"内伤脾胃，百病由生"。而罗周彦则在《医宗粹言》专立"元气空虚致生百病论"。指出先天元气亏损起始于受生

之前父母的健康状况；后天元气亏损起始于受生之后母亲的健康状况及自身的耗伤状况。如《医宗粹言·元气论》指出，"苟使造形之际，父母元阳之气偶遇一日之虚；或因七情而骤伤其神，则我所禀元神之阳已先亏损。至我复因七情所伤，或因劳苦过度，致使先天元气之阳愈损而病也。"后天元阴损伤者，"盖由在母腹中时，因七情内损，或因饮食劳倦，久伤脾胃，致使阴气亏弱，则我所禀之阴已先亏损。至我复因七情，或因劳倦所伤，则元阴愈损，使我之荣血乏其生化之源而不能灌溉周身，以致风寒易入灾害迭至"。先天元气耗伤可涉及"造形之际"的亏损，而后天元气不足则多为营血卫气亏损。可见先天、后天之病因、病机、证候有所不同，罗周彦所见比李东垣更为深刻。

5.元气为病多属不足，培元益气宜用甘温、甘寒

《医宗粹言·元气论·元气与气血所伤不同论》说："夫元气者，天真之气也。苟有所伤，不可以寒凉药治，不可以辛热药治，不可以汗吐下治，不可以针灸治，不可以毒药治，惟宜温存以养而药用甘温、甘寒之剂治之。"元气不足，病涉五脏，证候纷繁。罗周彦总分先天元阴、后天元阴、先天元阳、后天元阳四大类。并称熟地、生地、当归、白芍"此四味大补真阴元精之圣药也"。称黄芪、人参、白术、干姜"此四味大补阳气之圣药也"。足见培补元气注重甘温、甘寒温存以养的用药基本规律。

思考题

1.罗周彦提出的"元气"有何具体内涵？

2.罗周彦提出培补元气用药有何法则？

（陈雪功）

第二节　运气应常不应变

运气学说理论体系和纪年干支推演方法形成于东汉末年，盛行于北宋年间，是古人以中原地区为中心，在初步认识一个历史阶段的天文、季节、气候、物候、疾病等规律的基础上，受汉代谶纬之学影响而编制的一种预测方法。它包括一部分疾病发生、预防、治疗与季节、气候变化密切相关的合理内涵，也附加一部分毫无价值甚至谶纬性质的"干支推演"烦琐哲学。就在北宋运气学说盛行的前后，已出现了全盘否定神秘主义的意见，并称其为"惑人之妄说"。如《褚氏遗书·运气》指出："岁月时日，甲子乙丑……气难预期，故疾难预定，气非人为，故疾难预测。推验多舛，拯救易误。"北宋沈括《梦溪笔谈》也指出："医学有五运六气之术……而胶于定法，故其术皆不验。"刘河间《素问玄机原病式》亦云："观夫世传运气之书多矣……及互有得失，而惑人志者也……是以矜己惑人，而莫能彰验。"新安医家明确提出了"运气之说有应有不应""验者其常，而不验者其变"的辨证观点，确有其精辟之处，其基本内容如下。

1.主运、主气含有"天人相应"的科学认识

如运气学说中，一年之中五运、六气固定不变的次序和特点称为"主运"与"主气"，是"亘古不变"的自然规律。

"主运"的次序大略对应着汉代一年中的季节气候：春（木运，多风）—夏（火运，多热）—长夏（土运，多湿）—秋（金运，多燥）—冬（水运，多寒）。五个时段的正常气候、物候与易发疾病等，是有规律可以预测的，故曰"应常"。

"主气"则是将"热（火）"又分成"温暖（君火）"和"炎热（相火）"两个阶段，从而形成六个时段，也大略对应着汉代一年中的季风气候：风季（木为初之气，多风）—温暖季（君火为二之气，多温暖）—温热季（相火为三之气，多炎热）—湿热季（土为四之气，多湿热）—凉爽季（金为五之气，多燥气）—干冷季（水为终之气，多寒气）。六个时段的正常气候、物候与易发疾病的次序也是有规律的，可预测亦可"应常"。人与天地相参应，为医者了解主运、主气的知识及防病治病有重要意义。

正如汪机《运气易览》说："人在气中，岂不应于天道？故随气运阴阳之盛衰，亦理之自然也。但五运六气为疾而感之者多矣。"又说，"人之五脏六腑，外应天地，司天司运，八风动静之变，人气应焉，启不切当。苟不知此，为医未造其理，何以调之？"徐春甫在《古今医统大全·汤序》中则强调："不明五运六气，检阅方书何济，不明十二经络，开口动手便错。"多位新安医家均强调四时季节气候的变化与人体发病有着密切的关系，科学的认识，对分析病情、选方用药、提高诊疗水平有着重要意义。

2.变气者无定纪，干支推演，其术皆不验

按干支纪年符号的阴阳五行属性，推演出六十年中某年气候或寒或热或旱或涝之类的总特征称为"大运（岁气）"。再以大运属性为初运，按五行相生之序推算出一年内五运次序称为"客运"。再对照运气相关图形，按司天、在泉、左右四间气六步次序等，推演出六气次序称为"客气"。"大运""客运""客气"每年都因干支纪年符号不同而有不同的推算结果，变化不定。新安医家认为干支推演与实际气候异常变化不相符，故曰"不应变"，反对愚惑医流，按图索骥。

如汪机所著《运气易览·序》中说："《运气》一书，古人启其端倪而已，员机之士，岂可徒泥其法，而不求其法外之意耶？……又况百里之内，晴雨不同；千里之邦，寒暖各异，此方土之候，各有不齐；所生之病，多随土著，乌可皆以运气相比例哉！……妄谓某人生于某日，病于某经，用某药……悖乱经旨，愚惑医流，莫此为甚！"江之兰《医津一筏·必先岁气，无伐天和》强调说："至于运气则有常、有变，有主气、有客气……杂乱纷纠，何能按图而索？"孙一奎《医旨绪余·鼻衄》指出："夫运气云者……是大略以理该之也。"其《赤水玄珠·瘟疫门》也指出："变气者无定纪，如某年属某气司天，当寒反变热，当热反寒是也……使后学皆以岁气占运气，而其应者十无一二，使以人莫之信，而其道淹晦久矣。"

3."运气应常不应变"的辨证观

新安医家罗浩则提出"运气应常不应变"的辨证观点。如其《医经余论·论运气》说："运气之说有应有不应，历代名人疑信相半……盖其中理绪烦多，不能求以一例。大抵验者其常，而不验者其变也。"吴谦《医宗金鉴·运气要诀》对"常"和"变"则解释得更为实际，曰："近世医者，皆谓五运六气与岁不应，置而不习，是未达天道之常变也"，"时之常者，如春温、夏热、秋凉、冬寒也""时之变者，春不温、夏不热、暑不蒸、秋

不凉、冬不寒也"。气候的反常变化用干支推演是不能应验的。这一点在《素问·气交变大论》专门讨论运气学说时已经指出："承天而行之，故无妄动，无不应也。卒然而动者，气之交变也，其不应焉。故曰：应常不应卒。此之谓也。"

运气学说涉及一年四季的气候变化、物候、病候的预测，从现代物候学和时间医学看，运气学说有"验者其常"的一面；但气候反常和传染病的流行则与大气环流、区位差别、传染源、传染途径、易感人群等多种复杂因素相关，即便是现代科学技术，也不能做60年长期"推算"。这正是古今部分医家应用干支纪年推演，"其术皆不验"的原因。在这里预测不是关键，而是观察当时季节、气候和患者的证候特征，对照六淫属性，寻求相应治法，才能体现运气学说的实际价值。

思考题

1.新安医家认为古代运气学说中合理的内容是什么？
2.新安医家认为古代运气学说中不合理的内容是什么？

（陈雪功）

第三节　望色首重"十法"

《素问·五脏生成》指出："五色微诊，可以目察。能合色脉，可以万全。"《素问·脉要精微论》又提出"夫精明五色者，气之华也"，强调了"气""色"望诊的重要性。《灵枢·五色》又强调对于任何面色，还要根据气色的浮沉、泽夭、抟散、上下来决定病情，指出"相气不微，不知是非"。但后世医家对浮沉、泽夭、抟散、上下等"相气"望诊方法则少有研究。新安医家汪宏著《望诊遵经》，发挥《灵枢》"相气"之法，对后世五色望诊具有极大的指导意义，其基本内容如下。

1.欲识五色精微，当知十法纲领

汪宏对《灵枢·五色》中"浮沉、泽夭、抟散、上下"等"相气"内容进行融会贯通，发挥为"相气十法"。如《望诊遵经》"相气十法提纲"条说："欲识五色之精微，当知十法之纲领，十法者，浮、沉、清、浊、微、甚、散、抟、泽、夭是也。何谓浮沉？色显于皮肤间者，谓之浮；隐于皮肤内者，谓之沉。浮者病在表，沉者病在里……此以浮沉分表里也。何谓清浊？清者清明，其色舒也；浊者浊暗，其色惨也。清者病在阳，浊者病在阴……此以清浊分阴阳也。何谓微甚？色浅淡者谓之微，色深浓者谓之甚。微者正气虚，甚者邪气实……此以微甚分虚实也。何谓散抟？散者疏离，其色开也；抟者壅滞，其色闭也。散者病近将解，抟者病久渐聚……此以散抟分久近也。何谓泽夭？气色滋润谓之泽，气色枯槁谓之夭。泽者主生，夭者主死……此以泽夭分成败也。""望法阴阳总纲"条又曰："以十法分言之，浮清甚散泽为阳，沉浊微抟夭为阴。于是乎气色兼见，部位互考，则阴阳相错，阴中有阳，阳中有阴，此阴阳之总纲也。"

2.五色十法合参，病情昭然若揭

《望诊遵经·五色十法合参》说："由是参以浮沉之法，则知其病之表里；参以清浊之法，则知其病之阴阳；参以微甚之法，则知其病之虚实；参以散抟之法，则知其病之远近；参以泽夭之法，则知其病之成败……而凡五官六部，与夫四时五色，皆可错综参观，夫如是，病之传变不亦昭然乎？"《望诊遵经·气色部位合参》也说："浅淡为不及，深浓为太过……吾故曰：察其气色，分其部位则脏腑之病著，症候之变明，明堂如此，面貌亦然，面貌如此，五官亦然，后之学者，仿此而推之可也。""推广望色大意"条说："更可因其赤色之微甚，而知其热之轻重，因其赤色之浮沉，而知其热之进退，因其赤色之散抟，而知其病之聚散，因其赤色之泽夭，而知其症之成败。而凡六部十法，与夫四时五色，莫不可推。伤寒如此，诸病亦然。"五色十法合参的精神均应用在各部望诊之中。

3.气色病症合参，不可按图索骥

汪宏指出，气色还必须与病症合参，才能更加准确。如"五色十法合参"条说："病情深奥，望法精微，间有隐于此，而显于彼者，其病盖又有遁情焉，故必参伍于脉症，错综于声音，察之至精，问之至确，然后决其病焉可也。""气色病症合参"条说："夫千变万化，种种不同……有诸内，必形诸外。隐于此，必显于彼。月晕而风，础润而雨。一本而万殊，万殊而一本也。"更可贵的是，汪宏指出，在"病色交错"，面色与疾病出现相克的时候，不能简单的以五行生克为依据，而是要结合"十法"来判断。如"五色交错合参"条说："是必察其泽夭，而后决其成败。倘色夭不泽，虽相生亦难调治，色泽不夭，虽相克亦可救疗，要在合乎四时，参以十法而明辨之，毋致按图索骥也可。""合参"之法确实把复杂的问题变得更易把握了。

思考题

1.汪宏《望诊遵经》"相气十法"对《灵枢·五色》"相气"内容做了哪些发挥？

2.临床上如何应用"相气十法"？

（周雪梅　陈雪功）

第四节　脉为医之关键

王叔和著《脉经》使脉诊则成为一门独立的学问，但脉象主病如何结合临床则十分复杂，部分医家避难趋易，只言辨证不言辨脉，中医界淡化脉诊价值的议论也并不少见。如何正确应用脉诊，必须从理论和实践上进行阐发。新安医家立足临床，强调"脉为医之关键""诚医家治病纲领"，指出"无脉之证如无情者虚诞之辞"。强调必须精研脉理，推荐张仲景平脉辨证，为后世脉诊的研究和临床应用提供了有益的借鉴，其基本内容如下。

1.脉为医之关键，脉学不精是为庸医

心血管系统和血液循环是脉象产生的物质基础，无论是生理的物质代谢，还是病理的不同反应，各种调控信息都直接或间接地引起心脏搏动次数、节律、血管容量、血管弹

性、血流速度等一系列生理指标的变化，而这些改变都直接反映到脉象上，故脉学是衡量医生水平的标志。徐春甫《古今医统大全·内经脉候》首先强调："脉为医之关键，医不察脉，则无以别证，证不别，则无以措治。医惟明脉，则诚良医，诊候不明，则为庸妄。"

程玠《松崖医径·凡例》也云："治病之要，不过切脉、辨证、处治三者而已，三者之中又以切脉为先。苟切脉有差，则临证施治未免有实实虚虚之患。"梅江村《脉镜须知·原序》也指出："脉者脏腑虚实寒热所由分也，察脉辨证而立方焉。然近世庸医，辄以执方医病，而病不能瘳。"金硕斫《脉证方治存式·自序》强调脉诊的应用价值说："有证无脉之方，传之后人，后人但凭证而辄使其方，无怪乎离而少合。"

2.不可执脉求病，但证当以脉为主

脉为医之关键，但决不可以脉象主病按图索骥。《古今医统大全·内经脉候》提出："数"脉主病，举出常见病症属性40种以上，而寒热虚实，吉凶缓急，生理病理，皆可见之；"弦"脉主病，又举出常见病症属性45种之多，寒热虚实，气血痰火，肝胆脾胃，杂病外感，皆可见之，并指出"大抵十人九弦"，堪称明清以来对"数""弦"二脉研究最深之人。可见单纯依靠某种脉象确定某证是相当困难的。

罗浩所著《医经余论·论诊脉》也强调："独是一证而见数脉，一脉而兼数证，或者谓执脉以求病，病反落莫识，鲜不误者。……盖脉诊必参之证者则可，谓证不以脉为主者，则不可也……脉理既得，则寒热虚实表里阴阳，何经何病已分，于是视其色、闻其声、问其因，并审所服之药宜否，自无所误。"梅江村《脉镜须知·原序》也说："证必有脉，脉者脏腑虚实寒热所由分也，察脉辨证而立方焉。"

3.崇尚平脉辨证，善于凭脉用药

张仲景"平脉辨证"将"病、脉、证（症）"统一观察，据脉分析病情。平脉辨证要善于抓住浮、沉、迟、数、有力、无力等明确无误的脉象。如徐春甫《古今医统大全·内经脉候》执简驭繁，列出"脉法部位表里虚实主病提纲"，以"浮而无力""浮而有力""沉而无力""沉而有力"来确定"表虚主病""表实主病""里虚主病""里实主病"。方肇权《方氏脉症正宗·自序》更明确指出"唯以呼吸迟数为脉中提纲，以寒热虚实为病中要领……融会贯通，毫发无憾。""是以临证处方，皆凭脉用药也。"郑重光《素圃医案》描述治疗危重病证时反复强调"治病必以脉为准"。现代临床医学强调体温、脉搏、呼吸、血压等"生命指标"，中医也强调必须首先通过脉诊把握病情，"脉为医之关键"，医"以切脉为先"在这里显得尤为重要。

🅢🅚🅣 思考题 ┄┄┄┄┄┄┄┄┄┄┄┄┄┄┄┄┄┄┄┄┄┄┄┄┄┄┄

1.新安医家提出"脉为医之关键"有何科学依据？

2.举例说明为何新安医家强调"不可执脉求病"，但证当以脉为主？

（陈雪功）

第五节　培元重参芪

刘河间、朱丹溪之说广为传播之后，造成了滥用苦寒的时弊。在批判这种不良风气的医家中，温补学派异军突起。明清时期新安地区出现一批善用温补培元治法的医家，首先倡导者当推汪机，其后孙一奎、江瓘、吴洋、郑重光、吴楚、吴澄等承其学说，他们或谓"喜温补"，或自号"培元"，临床用药善用人参、黄芪，在中医界产生了重要的影响，其基本思想如下。

1.培元重参芪，必须善用监制之药

汪机善用人参、黄芪，对于应用参、芪可能出现的副作用，又善以灵活的配伍变化来制约。《石山医案·病用参芪论》云："又谓参、芪性温，只恐积温成热，又谓参、芪补气，尤恐气旺血衰，殊不知有是病用是药、有病则病当之，何至于积温成热、气旺血伤乎？且参、芪性虽温，而用芩、连以监之，则温亦从而轻减矣。功虽补气，而用枳、朴以制之。则补性亦从而降杀矣。虑其滞闷也，佐之以辛散。虑其助气也，辅之以消导，则参、芪亦莫能纵态而逞其恶矣。"可见汪机不仅善于运用参、芪培补元气，对监制之药的使用也十分娴熟。

新安医家吴洋曾问学于汪机，善以人参、黄芪补中气。其在《论医汇粹》中说："虚人胃气虚弱，又加作热，若用芩、连凉剂，大便必然作泻"，重用参、芪以固其本，再加芩、连于内则不作泻。"又曰，"凡服参、芪初，胸中即觉胀闷，便按摩以助其行，并于饥时服之，或空心服之，令人缓缓按摩，随即消散，不致胀闷。服之既久，则气健流通，胸胀亦畅快矣。此须久方知之。"真堪称善用培元者经验之谈。

2.培元兼温补，适当配伍桂、附、姜

孙一奎认为凡命门元气不足或相火衰微，均可导致三焦元气不足，从而使培元理论从脾而扩展到肾。汪机治气虚，重用参、芪、术而稍佐陈皮，是重在培元。《赤水玄珠·胀满门》用"状元汤"治下焦虚寒，中满肿胀，重用人参、白术而稍佐桂、附、姜，则是培元兼温补。徐春甫崇尚脾胃元气，其《古今医统大全·瘤冷门》云："阳虚则恶寒，用参、芪之类，甚者，加附子以行参、芪之功"。瘤冷者"惟贵乎温补，不可太刚，养气血之剂佐以姜、桂，甚加附子，为愈"。这种思想对张景岳都有可能产生影响，如《景岳全书·本草正》说："参、芪所以补气，而气虚之甚者，非姜、附之佐必不能追散失之元阳。"称人参为"故凡诸经之阳气虚者，非人参不可"，称附子为"善助参、芪成功，尤赞术、地建效"等，皆与徐春甫所言理无二致。

新安医家吴楚所著《吴氏医验录》中记载其喜用大剂参、芪，并善用桂、附，并有"用补之法，百发百中，屡试屡验"之谈，堪称是新安医家中的一位"人参、附子先生"。罗周彦在《医宗粹言·直指病机赋》中强调："胃气弱则百病生，脾阴足则万邪息，调和脾胃为医中之王道。"所立"先天无形元阳虚损之方""先天有形元阳虚损之方"等，皆以参、芪、归、术为主，适当配伍桂、附、姜等以应变加减。《程茂先医案》中所载验案多立足于阳、气、脾、肾，善用参、芪、归、术、苓等，甚则与干姜、附子合方。案中有近70%的病案是以温补培元治法而取效。合理的培元益气，对调动人体免疫功能、增加抵抗力和自愈恢复能力确有着重要的作用。

1.新安医家培元益气应用参、芪有何应用经验？

2.新安医家指出在什么情况下必须培元兼温补？

（赵　军　陈雪功）

第六节　温补重脉诊

金元时期，刘河间火热之论盛行，而朱丹溪又常以苦寒为补阴，其后王纶、戴元礼祖述丹溪，遍及海内。滥用苦寒不仅使伤寒热病转为阴证，内伤杂病亦常因误治而反成虚寒，温补显然成为补偏救弊、挽救危逆的重要方法。部分新安医家临证善用温补之法，他们凭脉辨证，据脉用药，积累了丰富的临床经验，是否需用"温补"，均"以脉为准"。这种"温补重脉诊"的学术思想和经验，对临床诊治危重证候，至今仍有重要的参考价值，其基本内容如下。

1.痛感苦寒流弊，视温补如阳明君子

吴楚《吴氏医验录·初集·兰丛十戒》云："近日医家，语以温热药，则云不敢用，至于大苦大寒，如黄连、苦参之类，则信手轻投。""一见口渴便云是火，而以寒凉清之。清之不愈，则重清之。致胃气受伤，元气侵削而不可救。"指出，"温补如阳明君子""甘温之品如行春夏之令，生长万物者也……常服甘温之味，则气血充盈""司命者，当常以甘温益气血，不可恣用寒凉以耗人气血。即大实大热，当用苦寒，亦惟中病则已，不可过剂，病去之后，即须甘温培补"。其《吴氏医验录》（初集、二集）所载264案，用温补法达173案，约占65.5%，郑重光《素圃医案》共辑187案，其中用温补法达152案，以善用参、芪、桂、附驰誉。《程茂先医案》载90余案，用温阳益气法达七成，对于阴证伤寒、咳嗽、发斑、痛证等每以温补起沉疴。

2.温补须先辨证，辨证关键在于脉诊

张仲景善用附子治疗虚寒病证，其对阴证的辨识和用附子重脉诊的经验对后世影响极大。如《程茂先医案·卷一》强调："要在审脉，参详斟酌而辨之""六脉不拘，浮、沉、迟、数之中，但重取无力，或重按全无者，即有伏阴之症"，若"其脉沉细迟微，急以通脉四逆倍加人参、附子，以接其真阳之气，为紧要之治也"。吴楚《吴氏医验录·初集·上卷》指出，"滥用苦寒"，主要在于"不能辨证"，而"不能辨证者，由于不能辨脉也"。强调"证之为寒为热，岂一望而能知之耶？惟有辨脉至精，方能临证无骑墙之见，用药无相左之虞。既不知脉，又何能认症？"

程从周的《程茂先医案》所载医案，多为误用表散、误用解利、误用苦寒，或素体元气不足而兼外感之证，经治多例类似休克的病例，如"冷汗淋漓、身冷如铁、浑身紫斑、六脉全无""阴斑"（皮肤发花）等，善用参、附起死回生，无不凭脉用药，人称"乃程神仙也"。

新安医家方肇权亦善凭脉辨证运用温补，如《方氏脉症正宗·凡例》云："是书案中多用桂、附、姜、吴者，因历寒症居多，皆凭脉用药。就当时有不识者，曾谤愚之偏于燥热也。"

3.寒热真假疑似，辨别根本在于脉象

对大寒似热，大虚似实之疑似病症，医家多有误治，吴楚《吴氏医验录·二集》认为"若仅就其似者而药之，杀人在反掌间。""此证不可不辨。于何辨之？即于脉辨之。""从来证之疑似难决者，于脉决之。"《吴氏医验录·二集·医医十病》指出"若脉沉而且迟、细而且软者，知其症为纯阴无阳也；若浮大满指，按之如丝者，知其症为阴极似阳也"。沉、细、迟、涩，乃阴寒之脉，若"其症却烦躁作渴，面赤身热"，若以此为热证而清之则毙矣，"惟补之温之"。

对脉浮大无伦，按之豁如；脉浮数虚大，按之绝无等，皆以大剂温补而收功，病家"叹为认病如神"。《素圃医案·卷一》也指出"阳证阴脉，法当难治，应以脉为主"，治疗"惟主温经"。

临床证实，内伤久病重证，元气大伤，或外感妄用苦寒清下，阳证转阴，都会直接导致心脏功能衰退或血液动力学改变，脉诊具有无可替代的作用。"温补重脉诊"确有其血流动力学依据。

思考题

1.新安医家在应用"温补"时，为何强调"以脉为准"？
2.新安医家提出"温补重脉诊"有何现代科学依据？

（黄金玲　陈雪功）

第七节　截断瘟疫下手宜辣

对于瘟疫的治法，宋金元医家开始突破"法不离伤寒，方必遵仲景"的框框。吴又可《温疫论》倡导："大凡客邪贵乎早逐，乘人气血未乱，肌肉未消，津液未耗，病人不至危殆，投剂不至掣肘，愈后亦易平复。"喻嘉言《尚论篇·详论温疫以破大惑》论疫病防治也提出："邪既入，则以逐秽为第一义。"新安医家罗浩深受古代医家治疫思想的影响，其《医经余论》结合临床，进一步做了截断瘟疫"下手宜辣"的学术发挥，其基本内容如下。

1.口鼻感邪不同，所伤脏腑有别，证有轻重之分

罗浩将瘟疫分为从口（消化道）传染和从鼻（呼吸道）传染两类，认识证候转化，确定不同治法，这种认识确实具有深刻的科学内涵。指出："从胃入者，邪在募原，有轻证、重证两类。从鼻入者，轻者在皮毛，重者在肺脏，再重者入心包。"

如《医经余论·瘟疫续论》曰："夫瘟疫者，自口鼻而入者也。自口而入者，有轻重浅深之分；自鼻而入者，有在腑在脏之异。口入者，居于膜原，轻而浅者，不过浮于经，即内居胃口，但微烦微渴，表症多而里症少，此可散而愈也。其重者，烦躁发狂，壮热谵语，或发斑疹。""若自鼻而入者则不同，其轻者，但入肺之经，皮毛寒热，头目不清，咽微痛，亦发疹。疹色红以轻剂托之，疹透汗出即愈，此在经之轻者也。其重者直入肺脏，咽痛声嘶，壮热发疹，疹不即出，隐于皮肤，板滞而色厚。少缓其邪即炽，自肺入心包络，神昏喘促，舌短逆冷，而成不治。"

2.初病认证既真，下手宜辣，须以重兵入其巢穴

罗浩指出，瘟疫从口入者，邪在募原之轻证，可按吴又可"时疫初起，应以疏利为主"的原则，以疏利散邪之达原饮为主。邪在募原之重证，则直须攻下，不必顾及外证，不必待其痞满燥实俱全。

从鼻入者，邪在肺经之轻证，当早用麻杏石甘汤类，入肺脏，则当祛邪败毒，甚则清泻上焦热毒，才能及时扭转病情。正如《医经余论·瘟疫续论》所指出，邪在募原之轻证，"此可散而愈也，治里也不过少用清凉，不烦攻伐，非症之不宜此也，轻之故耳。其重者，烦躁发狂，壮热谵语或发斑疹，必须早攻、频攻。虽有外症，以末治之，腑气一通，邪自解。当遵又可先生之说也"。邪在肺经之轻证，"当早用麻杏石甘辛凉之法。入肺脏，速托其邪，继用杨栗山大小复苏饮法，以祛邪败毒，或用凉膈轻剂，大黄逐之"。

所谓"早攻"可在瘟疫初期，募原伏邪有入胃之趋势时，即在达原饮疏利透达的基础上加大黄以下之。"频攻"则遵吴又可《温疫论》中"注意逐邪，勿拘结粪""凡下不以数计""有是证则用是药""虽有外证，以末治之，腑气一通，其邪自解"，强调不必拘于在伤寒治疗中有表证不可攻里，必待表解后，方可攻里的传统方法。更体现了瘟疫"以逐秽为第一"的思想。正如《医经余论·瘟疫续论》所说："治疫与伤寒不同，初起之时，认证既真，下手宜辣，须以重兵入其巢穴，使不能猖獗，若先认证不确，因循姑待，必至有误，不可言治疫也。"现代医家强调治疗温病应掌握"截断扭转"方法，已将罗浩治疗瘟疫"下手宜辣"的思想，扩大到了整个温病的治疗领域。

思考题

1.罗浩将瘟疫分为从口传染和从鼻传染两类有何科学内涵？

2.罗浩提出瘟疫"初起之时，认证既真，下手宜辣"有何历史与经验依据？

（董昌武 陈雪功）

第八节 虚损健脾勿忘脾阴

自《内经》至元明，医界无脾阴虚的确切认识。元·朱丹溪痛斥《太平惠民和剂局方》（以下简称《局方》）滥用香燥伤阴之弊，对脾阴虚的认识产生了重要的启发作用。明代脾阴理论作为脾胃学说的一个分支，才逐渐有所涉及，但对脾阴虚的证候特征及其治疗方法，仅是零散论及，缺乏完整的理论。清初新安医家吴澄在《不居集》中创造性地将"脾阴虚"引入虚劳证治，并形成系统的理、法、方、药，对其后有关胃阴虚、脾阴虚的进一步阐发，奠定了理论和实践的基础，其基本内容如下。

1.脾虚当分阴阳，虚损健脾勿忘脾阴

吴澄认为脾胃虚衰则易被外邪屡犯，渐成虚损。脾胃之气旺则饮食渐增，津液渐旺，血充精生，病遂转安。故一旦虚损，必须时刻护卫脾胃之气。而脾虚有阴阳之分，温运者属脾阳，融化者属脾阴。虚损类疾病多有阴分不足、津液亏虚之证，培补中宫之时，不能只补脾阳，不可过用温燥，以免伤及阴液。如其《不居集·上集·卷之十·吴师朗治虚损法》指出："古方理脾健胃，多偏重胃中之阳，而不及脾中之阴。然虚损之人，多为阴火所灼，津液不足，筋脉皮骨无所养，而精神亦渐羸弱，百症丛生焉。"脾阴的重要功能是濡养。治疗虚损必以理脾阴为要法，确实是吴澄的发明。

2.用药润燥合一，创制理脾阴九方

吴澄指出，虚损之病多有嗽、热、痰、血等四大症状，若养阴过于滋腻，则又碍于脾，健脾过于温燥，则又助虚热，故用药必须润燥合一，补土生金。如《不居集·上集·卷之十·吴师朗治虚损法》指出："古人多以参、芪、术、草培补中宫"，而补脾阴要用"忠厚和平之品，补土生金，燥润合一，两不相碍"。关键在于使得"中土安和"，则虚损易愈。故其自制理脾阴的九张方剂，内容简介如下。

①治中虚气弱、脾胃大亏，痰咳失血、食少泄泻、不任术归地者，用中和理阴汤（人参、燕窝、山药、扁豆、莲肉、老米）；②治痰嗽失血、食少泄泻、遗精、不任参、芪者，用理脾阴正方（人参、紫河车、白芍、山药、扁豆、茯苓、橘红、甘草、莲肉、荷叶、老米）；③治遗精、盗汗、自汗、血不归经、怔忡、惊悸者，用资成汤（人参、白芍、扁豆、山药、茯神、丹参、橘红、甘草、莲肉、檀香、猪肚）；④治寒热泄泻、食少、清阳不升、气虚下陷而力不胜升柴者，用升补和中汤（人参、谷芽、山药、茯神、甘草、陈皮、扁豆、钩藤、荷叶蒂、老米、红枣）；⑤治食少痰多、阴分不足、自汗盗汗、遗精、而不胜熟地者，用培土养阴汤（制首乌、丹参、扁豆、谷芽、白芍、车前子、莲肉、猪肾）；⑥肝脾血少、血虚有火、不能用归术柴者，用畅郁汤（丹参、谷芽、白芍、茯苓、扁豆、钩藤、菊花、连翘、甘草、荷叶）；⑦治脾虚血少、阴虚发热、不任归地者，用理脾益营汤（制首乌、海参、莲肉、黑料豆、山药、扁豆）；⑧治虚劳之人，痰嗽喘急，不宜于麦冬、五味者，用参脉保金汤（人参、玉竹、百合、猪肺清汤煎服）；⑨治虚劳日久、脾胃薄弱者，用味补汤（燕窝、海参、淡火腿肉、鲤鱼、上四味煮汁饮，或用鲜河车一具，同入煮极烂，饮其汁更妙）。

吴澄理脾阴诸方主要选用人参、山药、玉竹、扁豆、莲肉、茯苓、甘草、荷叶、白芍、紫河车、陈仓米等"忠厚和平之品"。

其说对后世新安医家也有影响，如罗浩在《医经余论·续脾胃论》中也认为："脾为湿土，有时为燥火所灼，则津液大伤，治法又不可拘泥矣。今人知白术、二陈为扶土之品，讵知熟地、麦冬亦培土之药耶。"

思考题

1.怎样理解吴澄提出的虚损疾病"脾阴亏虚，百症丛生"？

2.治疗虚损疾病补脾阴如何掌握"燥润合一"的用药方法？

（王新智　陈雪功）

第九节　肾消常宜温补肾气

消渴病古今医家多依证情表现而分为"三消"，并有多饮为上消属肺，多食为中消属胃，多尿为下消属肾之说。仲景虽有肾气丸治消渴之论，但大多医家认为阴虚是本，燥热为标。金元时期，刘河间、张子和、朱丹溪等均力主消渴属火，对肾消（下消）使用肾气丸的分歧更大。如张子和《儒门事亲·三消之说当从火断》就直接指出"后人断消渴为肾虚，水不胜火则是也。其药则非也，何哉？以八味丸治渴，水未能生而火反助也。""肾本恶燥，又益之以火，可乎？"自此以降，一些医家治消渴用药偏执苦寒，致矫枉过正局面。新安医家孙一奎从临床实际出发，强调"治肾消宜暖补肾气"，对当今临床仍具有重要指导作用，其基本内容如下。

1. 肾消多因下元虚冷，尿甜在于气不化精

肾消（下消）多由消渴病程较久，迁延不愈而成。孙一奎针对"滥用寒凉，轻投滋阴降火之剂"的时弊，指出肾消病属"腰肾虚冷"。特在《医旨绪余·下卷》立"治肾消"专论，其曰："消渴者，肾虚所致，每发则小便甜，医多不知其故，方书缺而不言。《洪范》曰：'稼穑作甘。'以物理推之，淋饧醋酒作脯法，须臾即甜，足明人之食后，滋味皆甜，流在膀胱。若腰肾气盛，则上蒸炎，气化成精，气下入骨髓，其次为脂膏，又其次为血肉，其余则为小便……若腰肾既虚冷，则不能蒸化谷气，尽下为小便，故味甘，不变其色，清冷则肌肤枯槁也。……消渴病者，下泄皆为小便，皆精气不实于内，则小便频数也。……若下有暖气，蒸则气润，若下冷极，则阳不能升，故肺干而渴。譬如釜中有水，以火暖之，又以板覆之，则暖气上腾，故板能润。若火无力，则水气不能上升，此板终不得润。火力者，腰肾强盛也。常须暖补肾气，饮食得火力，则润上而易消，亦免干渴之患。故仲景云：宜服八味肾气丸。"孙一奎极善于格物致知、比类思辨，其以制饧、造醋、酿酒、做果脯和"釜底有火，蒸笼濡润"的类比推理，朴素地阐释了消渴尿甜和口渴欲饮的基本病机，堪称发古人所未发。

2. 力荐肾气丸，强调既须温阳又须补气

孙一奎强调"肾消宜暖补肾气"，不仅推荐肾气丸，而且强调多用黄芪等补气之药。如《医旨绪余·下卷·治肾消》举亲身治验说："余族兄双柏，五旬后病此，时师以滋阴降火之剂投之，小便愈多，色清而长，味益甘，则渴益甚。屡更医，率认为热，尽用苦寒……不惟不效，反至遍身如癞，精神瘇削，脉皆细数。余后至……乃以肾气丸，加桂心、五味子、鹿角胶、益智仁，服之半月，精神需长，消渴痊除，小便不甜，肤疹俱脱，十年无恙。后以不如意事触之，渴疾复作，诸医又以滋阴剂与之，遂成肿满而毙……设若守加味肾气丸，未必有是肿满病也。"孙一奎以一个成人2型糖尿病先滋阴降火，疗效不佳，后以肾气丸缓解稳定10年，而病情复发又一味滋阴，最后死于糖尿病肾病的案例，突出了加味肾气丸的价值。《孙文垣医案·三吴治验》治肾消用药多首选金匮肾气丸，并加入肉桂、五味子、鹿角霜、桑螵蛸、鹿角胶、菟丝子、益智仁、远志等，温阳暖肾，益精化气。

消渴为难治之病，一旦并发肾病水肿，则预后极差，在温肾之时，尚应多用补气之药。故《赤水玄珠·消瘅门》曰："不能食者，必传中满鼓胀……皆为必死不治之症。""凡消渴而小便反多，有脂者，皆肾气不管摄津液也。宜多多服黄芪，黄芪乃补气之要药。"孙一奎的这一学术发挥开拓了后世消渴病的辨治思路。

思考题

1. 孙一奎为何要强调"肾消多因下元虚冷"？
2. 孙一奎治疗肾消有何经验和体会？

（黄金玲　陈雪功）

第十节　心肺亦当同归一治

脏腑同治的理论依据是脏腑之间生理和病理上的相关性及方药的多效性。在中医传统认识中，肝肾同治是由于精血同源、乙癸同源；脾胃同治是由于同主运化，升降相关；肝胆同治是由于脏腑相连、疏泄相关；而心肺之间在生理上和病理上亦有密切的关系，但古代医家却从无论及心肺同治者。明代前期，新安医家程松崖，发前人所未发，在《松崖医径》中首次明确提出"心肺亦当同归于一治"的治疗学思想，在理论和临床上堪称是中医界"心肺同治说"的先声，其基本内容如下。

1. 重视通治方，强调一方可以通治多病

程松崖尤其重视"通治"法，在《松崖医径·凡例》中指出："古人方，固有为一病而设者，亦有数处用者，如四君子汤可以补气，可以调气，又可以降气，凡涉气证者皆可以用之。四物汤可以补血，可以调血，又可以止血，凡涉于血证者皆可以用之。"程松崖这里的"古人方"多是指历验不爽的古代名方。"数处"则是指多种疾病。"气证"或"血证"则是指"同类证候"。程松崖认为一张方剂不仅仅只治一种病症，只要病机相同，皆可以通用。如《松崖医径·上卷》五脏"证治之图"中，异病同方者，每每常见，如一张十全大补汤使用24次之多，心、肝、肺、脾、命门诸"虚冷"证治中，皆可应用。其提出"承气汤之类，又能治四脏之邪"，显然是对"承气汤"多种功效和应用的广泛性的肯定。程松崖对"通治"的这种早期认识，在明代以后各家医著中得到了较多的发展，如清初张璐《张氏医通》、陈士铎《石室秘录》皆列有"通治方""同治法"等专篇、专节。

2. 着眼脏腑相关，触类引申，心肺亦当同治

程氏在重视"通治"认识的基础上，联系脏腑之间的生理病理关系，继而发挥出"心肺亦当同归于一治"。如《松崖医径·凡例》云："前辈云：肝肾可以同归于一治，愚谓：心肺亦当同归于一治。有如八味丸之类，既可以补肾，又可以补肝。金花丸类既可以治心，亦可以治肺。肾也、肝也、心也、肺也，即可以通治，而脾不可以通治乎。脾居中州，贯乎四脏，故善治四脏者，未有不治乎脾，此承气汤之类，又能治四脏之邪者，为是故也。引而伸之，触类而长之，无不如是。"程松崖以"肝肾同治"的传统认识，进而推演到"心肺同治"。并在脏腑证治中有所体现。如《松崖医径·上卷》五脏"证治之图"中，"八味丸"既治肾部之"腰腿膝无力，阴囊湿痒"，又治肝部之"筋脉弱不能劳，视物不明"。"易老门冬饮子"既治心部"血腥气，吐血，咳血，咯血"，或嗽血、面赤，亦治肺部"虚喘，气促"。"助气丸"既治心部之"伏梁积"，亦治肺部之右胁积气。

气血相关是心肺同治的核心环节。如肺气虚弱，或肺气壅滞，推运无力或气机闭塞，亦可使血行瘀滞，出现胸闷气急、口唇瘀紫等心血瘀阻症状。而心气不足，心阳不振，血行不畅，也可出现气喘、咳嗽、胸闷、咯血等肺气宣降失常的症状。心肺疾病，无论外感内伤，一旦涉及气血循行失常，都须心肺同治。程松崖提出的"心肺亦当同归于一治"不仅限于自身的医疗实践，更重要的是对后世"心肺同病""心肺同治"的研究提供了新的思路。

思考题

1. 从程松崖重视通治方谈一谈其"心肺亦当同归于一治"的本意。
2. 从气血相关的生理病理特点谈一谈"心肺亦当同归于一治"的现代价值。

（吴元洁　陈雪功）

第十一节　肿满多因火衰

《内经》首论水气病，强调当以"开鬼门""洁净府""去菀陈莝""平治于权衡"。张仲景《金匮要略》提出"腰以下肿当利小便，腰以上肿当发汗乃愈"。自此以降，发汗、利小便、攻逐水邪三法逐渐被后世医家所公认。但水气病的形成多与正气亏虚、脏腑功能失调有关，治本之法仍待研究。孙一奎秉持"动气命门说"及"三焦为相火说"，提出胀满"起于下焦虚寒"，主张治以"温补下元"，为水气病的辨治提供了新的思路，对中医临床实践产生了重要的影响，其基本内容如下。

1.肿满之本在于下元虚寒，清气不升，浊气不降

孙一奎《赤水玄珠·臌胀说》云："胀满之疾，谷食不消，小便不利，腹皮胀急而光，内空空然如鼓是矣。俗知谓之臌胀，不察其致者有由也。"孙氏以《内经》理论为指导，对该证进行详细分析，指出："可见小便之不利，由下焦元气虚寒，以致湿气壅遏于皮里膜外之间，不得发越，势必肿满。是肿满之疾，起于下元虚寒也。"下元虚寒，不能转运，清气不升，则浊气不降而小便不利；小便不利，湿浊不得下泄，"以致湿气壅遏于肤里膜外之间，不得发越，势必肿满"；下焦火衰，釜底无火，不能蒸化，则食谷不消。

2.治宜温补下元，但慎辛散燥热、渗利疏导

孙一奎主张"治胀满者，宜温补下元"。如《赤水玄珠·臌胀说》说："若非温补下元，则小便何能独利？……故治胀满者，先宜温补下元，使火气盛而湿气蒸发，胃中温暖，谷食易化，则满可宽矣。夫清气既升，则浊气自降，浊气降则为小便也，小便利胀有不消乎？……辄用利小便……而小便愈少，肿胀愈急，何故哉？不温补下元，而徒以通利之药使之也。……余尝究心《灵》《素》，参会《易》理，憬然有得于中，且试之病者，随试辄效，故笔之于册，以公我之同志。"并自制壮元汤，云："壮元汤……治下焦虚寒，中满肿胀，小便不利，上气喘急，阴囊、两腿皆肿，或面有浮气。人参、白术各二钱，茯苓、破故纸各一钱，桂心、大附子、干姜、砂仁各五分，陈皮七分。"重用人参、白术，稍佐桂、附、姜，补气加温补，以培补命门元气为主。

孙一奎在倡用温补培元的同时，又强调不妄用燥热、不妄用渗利，而益气温阳，则蒸腾气化出于自然，肿胀可消而正气无损。如《赤水玄珠·臌胀说》云："今之医者，一遇此疾……辄用利小便及补中之剂，如五苓散、胃苓汤加木通、车前子、大腹皮、滑石之类。"以通利之药治之，反致"服之愈多，而小便愈少，肿胀愈急"。指出"岂不惟不效，则下元益虚，真气亦弱，死期且至，安望其瘳乎？"还指出"若用香辛散气，燥热伤气，真气耗散"（《赤水玄珠·气门》），"肾乃肺之子也，淡渗过剂，肾气夺矣"（《赤水玄珠·淋闭余论》）。

温补脾肾、化气行水法是治疗慢性、顽固性水肿的最主要法则之一。心脏病、肺心病心力衰竭、慢性肾炎、肾病综合征、肝硬化水肿等，一些体质较差的慢性、顽固性水肿患者，多属脾肾阳虚、气化不利。以温补脾肾、化气行水法为主治疗，可获较好的远期疗效。这一思想对后世影响较大。正如张景岳《景岳全书·肿胀》所言："人中百病难疗者莫出于水也""温补即所以气化，气化而痊愈者，愈出自然；消伐所以逐邪，逐邪而暂愈者，愈由勉强"，可以看作是对"肿满多因火衰"的心得注释。

思考题

1.孙一奎提出肿满多因火衰的理论依据是什么？

2.孙一奎应用温补治疗"中满肿胀"有何经验和用药注意事项？

（黄金玲　陈雪功）

第十二节　久病当兼解郁

中医学对"郁"的认识经历了一个复杂的过程，"郁"的本意也发生了本质的变化。从天气之郁变为七情之郁，从人身诸病多生于郁，到久病者当兼郁治，历代医家均作了大量的探索。新安医家徐春甫在先辈医家的基础上，提出"七情六淫、五脏六腑、气血痰湿、饮食寒热、无往而不郁""久病当兼解郁"等，对临床辨证论治有着重要的指导意义，其基本内容如下。

1.郁为七情之病，病郁者十有八九

《内经》论土、金、水、木、火"五郁"，是因于五运乖和，六气异常之郁；朱丹溪认为气、湿、痰、热、血、食"六郁"是气血失却冲和之郁。徐春甫则直接提出"郁为七情之病"。强调"心理"因素在"郁证"中的重要地位，新病者有之，久病者更多，故强调"故病郁者十有八九"。如《古今医统大全·卷之二十六·郁证门》单列"郁为七情之病，故病郁者十有八九"为一节，指出"郁为七情不舒，遂成郁结。既郁之久，变病多端：男子得之，或变为虚怯，或变膈噎，气满、腹胀等证；妇女得之，或为不月，或为堕胎、崩带、虚劳等证。治法必能内养，然后郁开，按证调理"。

2.久病多郁，久治不愈者当兼解郁

《古今医统大全·卷之二十六·郁证门》单列"久病者当兼解郁"一节，曰："诸病久，则气滞血凝而成郁结。治之虽各因其证，当兼之以解散，固不可不知也。郁滞一开，则气

血通畅，而各病各自以其方所能愈也。今之病久，每每用本病之药而不奏效者，皆其郁之之故也。医者殊不悟此，治之弗效，妄变他方，愈变愈讹，而病剧矣。此郁之为治也，亦不容于少缓，当为医者之熟知也。"徐春甫认为对那些久治不愈的病证，必须适当兼之以"解散"之药，以条畅气血。

3.郁证论治，既辨脏腑，又辨六郁

徐春甫将辨"脏腑之郁"与辨丹溪"六郁"结合起来，而脏腑之中又以五脏郁和胆郁为主。如《古今医统大全·卷之二十六·郁证门》说："心郁者，神气昏昧，心胸微闷，主事健忘者是也。……肝郁者，两胁微膨，或时刺痛，嗳气连连有声者是也。……脾郁者，中脘微满，生涎少食，倦怠嗜卧，四肢无力者是也。……肺郁者，毛皮枯涩，燥而不润，欲嗽而无痰者是也。……肾郁者，小腹微硬，腰腿重胀，精髓亏少，淋浊时作，不能久立者是也。……胆郁者，口苦，身微潮热往来，惕惕然人将捕之是也。"

在辨别脏腑的同时，还须辨别丹溪"六郁"，如《古今医统大全·卷之二十六·郁证门》"郁证大率有六"指出了六郁的常见症状："曰气郁，胸胁疼痛……曰湿郁，周身疼痛，或关节疼痛遇阴而发……曰热郁，瞀闷烦心尿赤……曰痰郁，动则喘息……曰血郁，四肢无力，能食便血……曰食郁，嗳酸腹胀，不喜饮食……或七清之邪结，或寒热之交侵，故为九气怫郁之候；或雨湿之侵凌，或酒浆之积聚，故为留饮湿郁之候；又如热郁而成痰，痰郁而成癖，血郁而成癥，食郁而成痞满，此自然之理也。"

"大抵七情六淫，五脏六腑，气血痰湿，饮食寒热，无往而不郁也。治之宜各求其属而施之，则无不愈者。""盖以郁之为郁也，或内或外，或在气或在血，必各有因。治之之法，或汗、或下，或吐、或利，各当求其所因而折之。夫如是，郁岂有不畏乎？"在治郁解散之药中，气郁者理气；血郁者理血；痰郁者化痰；食郁者消食；湿郁者化湿；热郁者清热；妇人诸郁，须以川芎、香附子。苍术、抚芎、香附子，总解诸郁。解郁之药，除热郁之外，率多辛温香燥，而有耗气伤阴之弊，故气虚、阴虚者犹当注意。气虚而郁热，若辛热耗气，则是虚者益虚，热者益热。

思考题

1.徐春甫强调"久病当兼解郁"有何理论和经验依据？

2.为何徐春甫强调治疗郁证"当求其所因而折之"？如何应用解郁之药？

（王新智　陈雪功）

第十三节　杂病治准伤寒

由于宋以后流行的《伤寒论》一书以"伤寒"命名，故后世医家多将其视为外感专著，以为六经辨证只适于外感病，极大地削弱了《伤寒论》的临床价值。新安医家方有执、程松崖、程应旄，吴人驹等从临床实际出发，强调《伤寒论》不仅针对伤寒，对杂病的辨证论治也有重要的指导意义，《伤寒论》中也有杂病的论治。并提出"杂病准伤寒治法"的重要思想，对后世产生了深远的影响，其基本内容如下。

1.凡治病当遵伤寒法度，杂病准伤寒治法

方有执认为无论何病，皆可以六经为纲辨证论治，如《伤寒论条辨·或问》说："六经岂独伤寒之一病为然哉，病病皆然也。"《伤寒论条辨·引言》指出，《伤寒论》是"论病以明伤寒，非谓论伤寒一病"，强调《伤寒论》辨证论治方法的普遍适用性。

程松崖著《松崖医径》对《伤寒论》的诊疗思维和辨证论治作了精辟的发挥，其在《松崖医径·伤寒集》中提出"杂病准伤寒治法"的论断，指出"人病不止于伤寒，而特立伤寒一法，凡有病而治之，皆当准此以为绳度也"。强调用《伤寒论》的辨证论治方法指导内伤杂病的诊疗，程松崖发挥了方有执的思想。

程应旄为程松崖同乡，十分推崇松崖之学。如其《伤寒论后条辨》指出"仲景之六经，是设六经以赅尽众病"。六经辨证方法不只是教人辨治伤寒，而是教人如何进行辨证。其曰："盖题旨非是教人依吾论去医伤寒，乃是教人依吾论去辨伤寒；非单单教人从伤寒上去辨，乃教人合杂病上去辨也。"程应旄的"六经以赅尽众病"和"教人合杂病上去辨"的认识，对"杂病准伤寒治法"作了更有力的推荐。

2.《伤寒论》中有内伤，伤寒变证，皆属内伤

吴人驹所著的《医宗承启》是一本《伤寒论》研究力作。其认为张仲景被后世认为仅仅是"伤寒"专家，确实是一种误解，实际上《伤寒论》讨论了大量的内伤杂病的证治。《伤寒论》中很多证候，都是原有内伤之病又感寒邪而成。经治后的各种变证，皆非真伤寒而来，而是属于内伤宿疾。如《医宗承启·门人问答》载："夫伤寒者，三阳经之初病及三阴之卒中，乃真伤寒也。自表邪得汗，里寒得温之后，恶有所谓寒也？后来诸变证，咸属之内伤矣！内不得和，病变百出，于是有救治种种诸条。若专以伤寒为治，不过发表温中二三方足矣，何用多为？须知此外，皆属内伤。谓其起因于伤寒则可也，夫以他故之伤，比之伤寒之伤，其受伤者则一……吾徒但以目前现在者而施治之，则可矣。"在吴人驹看来，学习伤寒论的精髓，不在于伤寒、杂病之分，而在于用《伤寒论》的方法，对"目前现在"的证候进行辨证论治。

《伤寒论》虽无杂病之名，但是许多误治变证，实际属于杂病。论中许多方证，如苓桂术甘汤证、茯苓甘草汤证、五苓散证、小青龙汤证、黄连汤证、五泻心汤证、吴茱萸汤证、真武汤证、当归四逆汤证、白头翁汤证等，都是杂病中常见证候，而这些方剂以及其他大多数方剂，也都是治疗杂病的常用方。

早在清代，柯韵伯就继承方有执、程应旄之说，认为仲景之六经"非专为伤寒一症立法"，主张"伤寒杂病，治无二理"，也是对程松崖"杂病准伤寒治法"的进一步阐发。后世有认为"柯琴最早提出六经为百病立法"，实际上，程松崖提出"杂病准伤寒治法"，既有方有执六经辨证论治"病病皆然"在前，又有程应旄、柯韵伯、吴人驹阐发在后，对后世应用经方治疗杂病确实有着巨大的启示作用。

思考题

1.新安医家为何要强调"凡治病当遵伤寒法度"？

2.新安医家强调"杂病准伤寒治法"对应用"经方"有何指导意义？

（黄金玲　陈雪功）

第十四节　用药补必兼泻

东汉张仲景著《伤寒杂病论》，后人尊为"方书之祖"，其中多以温凉补泻相互配伍。金元以后，部分医家过分偏激，出现了"或则多主寒凉，或则一谈温补，致后人喜寒凉者，以温补为鸩毒，言温补者，视寒凉若寇仇"，或曰补莫兼泻，或曰泻莫兼补"彼此抵牾"的现象。正如新安医家余槟《方解别录·自序》所说："古哲经方精而不杂，简而不繁，至唐宋末，尚不甚相远，元明以来，法遂淆乱，而用药者专尚偏寒、偏热、偏攻、偏补之剂，不知寒热并进，攻补兼投，正是无上之神妙处，后世医家未解其所以然，反谓繁杂而不足法……于是各凭臆见，互相訾议。"新安医家汪绂等，深究古方"调剂之义"，强调处方用药"补必兼泻""补虚之中，不可无泻实之药"，临床用药才"不至有倚于一偏之失"，对如何应用补益方药，有着极其重要的指导意义，其基本内容如下。

1.无药不补，无药不泻，实为补此，即以泻彼

汪绂根据《内经》五脏苦欲和五味补泻的原理，认为每一味药物都具有补这一脏而泻另一脏，或泻这一脏而补另一脏的作用，不存在只补不泻或只泻不补。如其《医林纂要探源·例言》说："今人启齿，惟问寒、热、温、凉，总不知本治也。芍药、乌梅，皆补肺而泻肝……肉桂、薄荷，皆益肝而泻肺。且无药不补，即麻黄、紫苏，何尝非补肝之药？无药不泻，即人参、甘草，何尝不用以缓肝而泻心火？而今人惟知参、芪之补，麻黄、大黄之泻，是不知调剂之义也。"

汪绂指出药物有补泻两个方面的作用，即"补此即以泻彼，泻此即以补彼也"。《医林纂要探源·医源·五味》更具体指出"凡酸味补肺泻肝""凡苦味补肾泻心""凡甜味五脏皆补""凡辛味补肝泻肺""凡咸味补心泻肾"等具体属性。而时人所谓"肝无补法，肾无泻法"之论，正是忽略了药物都具有补此泻彼的作用。在汪绂看来，药物有五味，五脏有苦欲，对于人体健康而言，不存在纯补纯泻的药物，关键是要懂得制方之道，善用"调剂之义"。

2.谨守病机，注意调剂，用补之方，补必兼泻

汪绂认为立法制方必须注意补泻之药的调剂，如《医林纂要探源·医源·治寒热论》说："古人纵大剂攻邪，未有不兼辅正者：如仲景治伤寒，桂枝、麻黄二方大表散，而于中皆用大枣、甘草，此辅正之显然者……至若入少阳经以后，则多用人参矣。补正亦必泻邪。如六味地黄丸中之用泽泻、茯苓，咸以泻肾邪也；四物汤中用白芍，酸以泻肝火也；补必兼泻，古方多如此。"又说，"古人有于麻黄汤重用人参者，正足而后邪可祛也。然补与攻并行，亦必无舍热邪不攻而独用补者，非甘温能除大热之说也。"在汪绂看来，所谓的"甘温除大热"，并不是只用甘温补药所能取效的，而是在甘温补药之中又加入驱邪宣散之药，才达到了"除大热"的功效。而对于体虚之人更应注意补必兼泻，如新安医家江之兰在《医津一筏·有者求之，无者求之，盛者责之，虚者责之》中也强调："独是体虚之人，易于受邪，或内外伤感、抑遏成火，则补虚之中不可无泻实之药，若六味地黄丸加黄柏、知母等方是也，审此则用药不难中肯綮矣。"临床证实，即使是虚劳病，也多虚实夹杂，见虚补虚，常有虚不受补，难以取效者。在大量补药中，适当加入驱邪监制之药，更有利于补剂的效用发挥。

（周雪梅　陈雪功）

第十五节　方宜轻灵简约

自明清以降，瘟疫疾病流行，治疗瘟疫善用重剂的风气影响较广，但部分医家不分疾病性质，不分疾病新久、轻重、缓急，动辄使用大剂、重剂，也造成了一些流弊。新安医家在提倡应用重剂治疗瘟疫和内伤重证的同时，也主张方宜轻灵简约。对治疗外感初起和常见的内伤杂病，又有"药不贵险峻，中病则已"和"医方力求简约"等处方用药特点。这种学术思想至今仍有重要的指导价值，其基本内容如下。

1. 药不贵险峻，惟期中病而已

处方药宜轻简，包括处方简单、轻巧、灵验，用药精专、平和等特点。程国彭临证处方多为几味，用药十分精炼。喜用一病一方，灵活加减。其自创止嗽散，治外感风寒咳嗽，方由炒桔梗、荆芥、蒸紫菀、蒸百部、蒸白前、炒甘草、陈皮等组成，量少而专，因疗效卓著，而为后人广为运用。如其在《医学心悟·卷三·咳嗽》中曰："予制此方普送，只前七味，服者多效。或问：药极轻微，而取效甚广，何也？予曰：药不贵险峻，惟期中病而已……本方温润和平，不寒不热，既无攻击过当之虞，大有启门驱贼之势，是以客邪易散，肺之安宁，宜其投之有效欤？"又如其自制的半夏白术天麻汤，由半夏一钱五分、天麻、茯苓、橘红各一钱，白术三钱，甘草五分，生姜一片，大枣二枚组成。药量小，配伍精，治湿痰壅遏所致眩晕疗效佳，皆为今人所常用。

2. 医方贵简约，药须丝丝入扣

新安医家程原仲善医，"足迹半天下"，反对处方庞杂，主张方贵专一，药贵用简。如《程原仲医案》"论八篇"有"贵简"一论，曰："若今之人，三十味合一方，望其有专一之功，则难矣。"程敬通处方用药，药味精专，又与病机丝丝入扣。不论外感内伤，诊治处方极少超过六味药。如其《仙方注释》"温邪袭肺府咳甚，入胃脏渴甚"案：前胡二钱、淡豆豉四钱、生甘草一钱、鼠粘子二钱、芦竹根六钱、苦桔梗一钱五分。外感初起方药简约如此，而水肿、胀满等内伤杂病重证亦如此。如"阴亏水臌，本木并治，兼针太溪"案：熟地黄八钱、淮山药二钱、淡附片二钱、车前子三钱、福泽泻二钱、淮牛膝二钱、加瑶桂末一钱分冲。"中满当泻"案：醋制芫花一钱五分、淡附片二钱、车前子一钱、椒目一钱五分、鸡腔（鸡内金）三个。方药虽极其简练，却与病机丝丝入扣。正如《仙方注释》"龚香圃序"所言："此吉光片羽，弥足诊视，世人都以仙方目之，唯原方简约，含义渊深，非尽人可解。"方肇权亦主张医方简约。自拟各证用方八十首，皆不超八味。如《方氏脉症正宗·拟类诸方》曰："愚观本草之中，一味可治数病。看其汤散，数味共成一方，如味数少者，功专力薄，庶可成方。有及十余味、二十者，药性多而杂，虽效于病，未知其孰益之功能。

倘不中病，药性必发，使病者有伤之脏腑气血当之，而益伤也。愚故按证立方，皆以八味成汤，分阴阳，不混杂。或有阴阳两虚者，方敢并用气血之品，不过百中之一二耳。"叶天士《临证指南医案》，汤剂每味药多在1～3钱，每个处方大多仅有6～8味药，素有用药"轻灵"之称。医方力求简约，必须精研医理，才能达到这一境界。

思考题

1.如何理解程钟龄所提出的"药不贵险峻，惟期中病而已"？

2.怎样才能达到新安医家所倡导的"医方贵简约"？

（吴元洁　陈雪功）

第十六节　脉证无有不应之理

"脉"指脉象，"证"指证候（症状、体征）。脉象与症状的寒热虚实属性一致，谓之脉证相应，不一致，则谓之脉证不相应。不相应之"脉象"或"症状"称为"假象"。但《内经》及《伤寒杂病论》将脉证"不一致"，视为疾病的一种特殊表现形式，往往更深刻地反映出疾病的复杂本质，并未提出真假及从舍问题。提出"脉证真假从舍"理论的是明代的张景岳，其一方面说"脉证从舍"，另一方面又自相矛盾地说"虽曰脉有真假，而实由人见之不真耳，脉亦何从假哉？"（《景岳全书·脉神章》）清代新安医家罗浩认为，脉象与症状均是疾病之真实表现，只要认真分析，都是病因、病机的客观反映，脉证并无不应之理，其基本内容如下。

1.脉证不应，看似假象，实为真象，何假之有

罗浩强调脉证合参，认为所谓脉证从舍之说，只是权宜之事，不可执为定论。如其《诊家索隐·论诊脉》曰："至有舍脉从症之说，必以症与脉参，轻重得宜，取舍自当，此亦一时之权宜，病之所偶见，虽医者所宜知，实不可执为定论耳。""不独以脉为凭，而犹须细为体认矣。"罗浩针对当时部分医家只知"执方医病，脉之形象全然不知"之时弊，强调诊病应"以脉为本，脉证合参"，特别对于临证中"表症见里脉、阳症见阴脉"的复杂情况提出了自己的学术观点。其《医经余论·医易脉部题后》说："每思舍脉从症之说，虽得诊家活法，然脉证不对之理尚不能穷究，如表症见里脉、阳症见阴脉，其脉象毫厘之间，定自有别，细心察之，与症不背。"临证时只要对脉证认真分析，都是病因病机的合理反映，看似假象，实为真象，何假之有？

2.脉证不应，当细察脉象，几微之间有分别

罗浩认为对于脉证不符时，脉象之"假"往往是医者未能认真辨析所致。在诊疗时不仅要注重脉体之异，更应求其神气之有无。如《医经余论·医易脉部题后》曰："夫脉岂仅以形体诊哉？试举洪脉言之，有力者为实，无力者为虚，人所共知也，然热病挟实者，脉多洪而无力，但稍见宽纵之气矣；虚证阴不足者，脉多洪而有力，但稍露急迫之机矣。即一脉以推之，非竟无分别也，在几微之间耳。"说明脉象在不同的病理状态下，尽管脉体相似，但脉气有异，或露宽纵之气，或露急迫之机，其差别在几微之间，细心体察，就不致混为一谈。

在《医经余论·论诊脉》又以虚实真假、阴阳格拒时脉证不符的脉象特点为例，进一步强调对脉象的诊察应"由形象而求其神气"。他说："其大实有羸状、大虚有盛候，阴盛格阳、阳盛格阴者，从何而辨？更有症假而脉亦假者，如内大寒而外大热，口渴烦躁，脉七八至，症之为阳无疑也，惟脉按之不鼓；病大虚而形转实满，不思食得食则胀，脉来洪大而滑，症之为实无疑也，惟脉按之散软，由此类推，不独以脉为凭，而尤须细为体认矣。……审其似是而非，辨其独见独异。由形象而求其神气，守陈言而求其活法。"罗浩认为脉象与症状均是疾病之真实表现。患者证候兼夹并存，脉证自然各有反应；病证传变期间，脉证变化亦可暂不同步；脉象反常，必有反常的内在原因。应认真体察脉象，由脉体到神气，在细微之处把握其中分别，进而分析脉证产生的机制，切不可孤立猜测脉证真假，盲目从舍，而失去关键的辨证线索。

思考题

1. 怎样理解罗浩提出的"脉证无有不应之理"？
2. 你认为当脉象和症状不一致时，所谓"假象"的本质是什么？

（董昌武　陈雪功）

第十七节　调和脾胃为医中王道

新安医家徐春甫、罗周彦、孙一奎、吴楚等医家继承前人经验，远取东垣思想，结合自身经验，提出"调和脾胃为医中之王道"的观点，具有其广泛性和实用性，为脾胃学说的发展做出了一定的贡献，也是新安医家理法方药发挥的一大特色，其基本内容如下。

1. 不查脾胃之虚实，不足以为太医

徐春甫在《古今医统大全·脾胃门》提出"不查脾胃之虚实，不足以为太医"。强调"治诸病以胃气为重，主虚则邪客不退"，胃气虚则"主气不能行药力"，故病不愈。"胃气实者，虽有病，不攻自愈，故中医用药亦尝效焉。观夫黎藿野人，尝病不药自愈可知矣。故云：治病不查脾胃之虚实，不足以为太医。"其《医学未然金鉴·明集》又说："人之有生，以脾胃为主，脾胃健盛，恒无病，苟有六气七情，少可侵籍，则亦不药而自愈矣。"徐春甫的这一认识非常重要，解决了为什么中等水平的医生治疗某些疾病竟然也有效的问题。脾胃功能与患者的自愈力及免疫力密切相关。

罗周彦认为"调和脾胃为医中之王道"。其《医宗粹言·直指病机赋》云："胃气弱则百病生，脾阴足则万邪息，调和脾胃为医中之王道。"在《医宗粹言·元气论》中也指出："脾胃之谷气实根于先天无形之阴阳，而更为化生乎后天有形之气血。"又云，"肾命之真阴元阳不足，固不能为十二经气血以立天根，脾胃之谷气不充，更不能为肾命之真阴元阳以续命。"足见其临证治病重视调理脾胃的基本学术思想。

2. 超脱凡俗，在于顾护脾胃元气

徐春甫《古今医统大全·脾胃门》盛赞东垣脾胃学说为"解千载之惑，诚有功于生民"，大力强调调理脾胃的重要性。并称"此春甫所以克己用力，私淑老人（东垣老人）之旨，超脱凡俗，极登万仞，探本穷源，深得脾胃元气之妙，故投之所向，无不如意。非敢狂妄自矜，实有以得其要领者"。指出自己临床治病，能达到"超脱凡俗，极登万仞"，与私淑东垣，重视调理脾胃有密切的关系。

《古今医统大全·虚损门》指出："补肾滋阴要识养脾之功。"其曰："甫见世人补肾者，悉以补阴丸，黄柏、知母、龟板、地黄滋阴……终年屡岁而阴愈虚……故服四物而血不盈者，亦脾气之不输升也。"重视调和脾胃，可以提高疗效，则是其心得之语。

3. 甘温补脾，并非一概升提、刚剂

吴楚认为甘温补脾并非一概升提，升麻、柴胡、羌活、葛根等升发脾阳药物多为风药，升阳益气法采用此风药"宜轻不宜重，宁可再剂，不可重剂"，且"参、芪、术等补中健脾之药使脾得以健运，清阳之气自能上升以煦心肺，不必非用升、柴不可"。否则过于升提，反变生他证，正如《内经》所谓"气增而久，夭之由也"。

罗浩又提出补脾不能一味使用刚剂的观点，认为只要辨证准确，"熟地、麦冬亦培土之药"。如《医经余论·续脾胃论》指出："今人知白术、二陈为扶土之品，启知熟地、麦冬亦培土之药耶……大抵脉之浮洪而硬，或细数不静，皆津液内伤忌用刚剂，唯脉缓不涩急，细弱无力，乃阳气衰弱可用补阳法也。"根据脉象的特点，选用刚剂或是柔剂来调和脾胃则是罗浩的经验之谈。调理脾胃无论从营养和药物的吸收或代谢来看，还是从增加自愈能力来看，都具有无可取代的价值，的确可以称得上为"医中之王道"。

思考题

1. 谈一谈新安医家是如何重视调理脾胃元气的？
2. 如何科学地应用调和脾胃的药物？

（赵　军　陈雪功）

参考文献

[1] 吴楚.吴氏医验录[M].合肥：安徽科学技术出版社，1995.

[2] 罗浩.罗浩医书二种[M].北京：中国中医药出版社，2015.

[3] 罗周彦.医宗粹言[M].合肥：安徽科学技术出版社，1995.

[4] 郑重光.素圃医案[M].合肥：安徽科学技术出版社，1995.

[5] 汪机.石山医案[M].合肥：安徽科学技术出版社，1995.

[6] 程国彭.医学心悟[M].北京：人民卫生出版社，1981.

[7] 余国佩.医理[M].北京：中医古籍出版社，1987.

[8] 汪昂.医方集解[M].沈阳：辽宁科学技术出版社，1995.

[9] 汪昂.本草备要[M].沈阳：辽宁科学技术出版社，1995.

[10] 汪宏.望诊遵经[M].上海：上海科学技术出版社，1958.

[11] 吴澄.不居集[M].北京：人民卫生出版社，1998.

[12] 徐春甫.古今医统大全[M].合肥：安徽科学技术出版社，1995.

[13] 程仑.程原仲医案[M].北京：中国中医药出版社，2015.

[14] 汪绂.医林纂要探源[M].合肥：安徽科学技术出版社，1995.

[15] 孙一奎.赤水玄珠[M].北京：中国中医药出版社，1999.

[16] 孙一奎.医旨绪余[M].南京：江苏科学技术出版社，1983.

[17] 孙一奎.三吴治验[M].北京：中国中医药出版社，1999.

[18] 孙一奎.新都治验[M].北京：中国中医药出版社，1999.

[19] 方有执.伤寒论条辨[M].北京：人民卫生出版社，1957.

[20] 程应旄.伤寒论后条辨[M].北京：中国中医药出版社，2009.

[21] 张卿子.张卿子伤寒论[M].上海：上海卫生出版社，1956.

[22] 吴谦.医宗金鉴[M].北京：人民卫生出版社，1982.

[23] 汪机.伤寒选录[M].北京：中国古籍出版社，1999.

[24] 吴又可.温疫论[M].沈阳：辽宁科学技术出版社，1995.

[25] 王孟英.温热经纬[M].北京：人民卫生出版社，1965.

[26] 叶天士.增补临证指南医案[M].太原：山西科学技术出版社，1999.

[27] 吴鞠通.温病条辨[M].北京：人民卫生出版社，1979.

[28] 石寿棠.医原[M].南京：江苏科学技术出版社，1983.

[29] 余国佩.痘疹辨证[M].刻本.金陵：文英堂，1850.

[30] 余国佩.婺源余先生医案[M].北京：中国古籍出版社，2005.

[31] 郑梅涧.重楼玉钥[M].合肥：安徽科学技术出版社，1995.

[32] 郑枢扶.喉白阐微[M].合肥：安徽人民出版社，1956.

[33] 汪机.运气易览[M].合肥：安徽科学技术出版社，1995.

[34] 梅江村.脉镜须知[M].北京：中国中医药出版社，2015.

［35］金硕祢.脉证方治存式［M］.抄本.上海：上海中医药大学图书馆藏，1744.

［36］方肇权.方氏脉症正宗［M］.合肥：安徽科学技术出版社，1995.

［37］余傅山.论医汇粹［M］.合肥：安徽科学技术出版社，1995.

［38］程从周.程茂先医案［M］.合肥：安徽科学技术出版社，1995.

［39］吴人驹.医宗承启［M］.北京：中国中医药出版社，2015.

［40］江之兰.医津一筏［M］.合肥：安徽科学技术出版社，1995.

［41］程敬通.仙方注释［M］.铅刻本.衢县：龚六一堂，1927.

［42］徐春甫.医学未然金鉴［M］.合肥：安徽科学技术出版社，1995.

［43］程玠.松崖医径［M］.合肥：安徽科学技术出版社，1995.